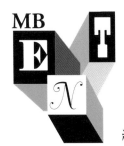

JN084112

## 編集企画にあたって……

　日本医学会による「医療における遺伝学的検査・診断に関するガイドライン」は，本邦における遺伝医療の最も重要な基本・原点を示すとされるが，2022年3月に改定された．このガイドラインの中に，遺伝学的検査に基づいた診断は疾患の治療法や予防法の適切な選択を可能としうること，網羅的遺伝子解析技術による遺伝医療が医療全域にわたって広く有効に利用される時代を迎え，遺伝学的検査と診断は「すべての医師」にとって重要な医療行為になっていることが記載されている．

　今回の特集では，耳鼻咽喉科領域の代表的な遺伝性疾患について，各分野の専門家に執筆していただいた．対象となった疾患は，難聴（先天性難聴，若年発症型両側性感音難聴，症候群性遺伝性難聴），線毛機能不全症候群，オスラー病，遺伝性腫瘍（頭頸部傍神経節腫，多発性内分泌腫瘍症2型・甲状腺髄様癌）である．この中の先天性難聴や遺伝性腫瘍は，比較的早期に聴覚や頭頸部腫瘍を専門とする医師が診察し，遺伝学的検査に進む可能性が高いと考えられる．一方，加齢性変化が始まる前に発症した原因不明の両側性感音難聴，小児の慢性湿性咳嗽，鼻出血の患者などは，実地医家を含む様々な医療施設を受診する．一部の患者は遺伝性疾患である可能性があるが，診察する耳鼻咽喉科医がその可能性を想起しなければ診断につながらない．本特集では，遺伝医療に馴染みの薄い先生が読んでもイメージしやすいよう代表的症例を呈示していただいた．一方，前述の遺伝性疾患は，生殖細胞系列の病的バリアントが原因となり，そのバリアントは子や孫へと受け継がれる．遺伝学的検査を行うにあたり，検査前・後の患者ならびに家族への対応を忘れてはならない．

　がん遺伝子パネルを用いたがんゲノム医療は，組織検体を用いた体細胞系列の遺伝学的検査であり，同定されたバリアントが子孫に遺伝することはない．目的は薬物治療の適応を判断することであるが，適応となった薬剤が国内で使用不可の場合もある．着床前遺伝学的検査は，原因となるバリアントが確定している遺伝性疾患において，その遺伝性疾患に罹患していない児を得ることを目的とした技術である．従来，日本産科婦人科学会で厳密に審査のあと，Duchenne型筋ジストロフィーなどの重篤な遺伝性疾患のみを対象に行われてきた．しかし，2022年1月に「着床前診断に関する見解/細則」が改定され，これまで審査の対象とならなかった耳鼻咽喉科領域の遺伝性疾患も審査の対象となり，耳鼻咽喉科医が関与しうる可能性が生じている．

　以上のごとく，耳鼻咽喉科領域においても日常臨床に遺伝医療が深く介入してきている．そのため，すべての耳鼻咽喉科医に遺伝性疾患の知識が望まれる．また，より多くの耳鼻咽喉科医に臨床遺伝専門医を取得して欲しいと考えている．

2024年6月

野口佳裕

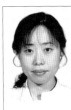

**有本 友季子**
（ありもと ゆきこ）

| | |
|---|---|
| 1996年 | 千葉大学卒業<br>同大学耳鼻咽喉科学教室入局 |
| 2002年 | 同大学大学院修了<br>同大学医学部附属病院耳鼻咽喉科，助手 |
| 2003年 | 千葉県こども病院耳鼻咽喉科 |
| 2017年 | 同，部長 |

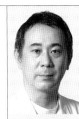

**木原　実**
（きはら みのる）

| | |
|---|---|
| 1993年 | 香川医科大学（現，香川大学）卒業 |
| 1999年 | 同大学大学院修了<br>同大学第2外科，助手 |
| 2005年 | 石川病院外科 |
| 2007年 | 隈病院外科 |

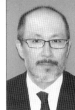

**寺田 哲也**
（てらだ てつや）

| | |
|---|---|
| 1992年 | 大阪医科大学卒業 |
| 2001年 | 同大学大学院修了 |
| 2002年 | UCLA Clinical Immu-nology and Allergy |
| 2006年 | 国立大阪病院耳鼻咽喉科，講師 |
| 2007年 | 洛和会音羽病院耳鼻咽喉科・頭頸部外科，部長 |
| 2012年 | 大阪医科大学耳鼻咽喉科，講師 |
| 2014年 | 同，准教授 |
| 2021年 | 大阪医科薬科大学耳鼻咽喉科・頭頸部外科，准教授／アレルギーセンター長 |

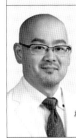

**安藤 瑞生**
（あんどう みずお）

| | |
|---|---|
| 2000年 | 東京大学卒業 |
| 2005年 | 国立がんセンター中央病院頭頸科 |
| 2008年 | 東京大学耳鼻咽喉科・頭頸部外科 |
| 2015年 | 同，講師<br>（2016～17年　米国UCSD, Mooresがんセンター） |
| 2020年 | 同，准教授 |
| 2020年 | 岡山大学耳鼻咽喉・頭頸部外科，教授 |
| 2022年 | 同大学病院頭頸部がんセンター，センター長<br>同大学院ゲノム医療総合推進センター，副センター長 |

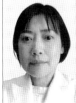

**小林 有美子**
（こばやし ゆみこ）

| | |
|---|---|
| 1998年 | 岩手医科大学卒業<br>同大学耳鼻咽喉科入局 |
| 2003年 | 同大学大学院修了<br>同大学耳鼻咽喉科，非常勤医師 |
| 2012年 | 盛岡市立病院耳鼻咽喉科<br>岩手医科大学臨床遺伝学科，非常勤講師 |
| 2017年 | 同大学耳鼻咽喉科，助教 |
| 2022年 | 同大学臨床遺伝学科，講師 |

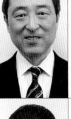

**野口 佳裕**
（のぐち よしひろ）

| | |
|---|---|
| 1989年 | 東京医科歯科大学卒業<br>同大学病院，研修医 |
| 1994年 | 金沢医科大学耳鼻咽喉科，助手 |
| 1996年 | 東京医科歯科大学耳鼻咽喉科，助手 |
| 2000年 | 同，講師 |
| 2003～05年 | 米国NIH/NIDCD留学 |
| 2015年 | 東京医科大学医学部人工聴覚器学講座，特任教授 |
| 2017年 | 国際医療福祉大学医学部耳鼻咽喉科学，教授 |

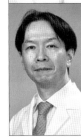

**上原 奈津美**
（うえはら なつみ）

| | |
|---|---|
| 2007年 | 大阪医科大学卒業 |
| 2009年 | 神戸大学医学部附属病院耳鼻咽喉・頭頸部外科入局 |
| 2010年 | 埼玉医科大学ゲノム医学研究センター，特別研究生 |
| 2013年 | 甲南病院耳鼻咽喉科 |
| 2014年 | 神戸大学大学院医学研究科（博士課程）修了 |
| 2016年 | 同大学医学部附属病院耳鼻咽喉・頭頸部外科，助教 |

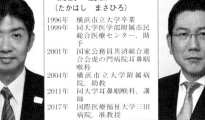

**高橋 優宏**
（たかはし まさひろ）

| | |
|---|---|
| 1996年 | 横浜市立大学卒業 |
| 1999年 | 横浜市医学部市民総合医療センター，助手 |
| 2001年 | 国家公務員共済組合連合会虎の門病院耳鼻咽喉科 |
| 2004年 | 横浜市立大学附属病院，助教 |
| 2011年 | 同大学耳鼻咽喉科，講師 |
| 2017年 | 国際医療福祉大学三田病院，准教授 |

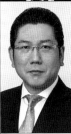

**吉村 豪兼**
（よしむら ひでかね）

| | |
|---|---|
| 2007年 | 信州大学卒業 |
| 2009年 | 同大学医学部耳鼻咽喉科入局 |
| 2013年 | 同大学大学院医学系専攻修了 |
| 2014年 | 同大学医学部耳鼻咽喉科，助教 |
| 2016～18年 | 米国アイオワ大学耳鼻咽喉科留学 |
| 2022年 | 信州大学医学部耳鼻咽喉科頭頸部外科，講師 |

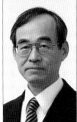

**小澤 宏之**
（おざわ ひろゆき）

| | |
|---|---|
| 1998年 | 慶應義塾大学卒業<br>同大学耳鼻咽喉科入局 |
| 1999年 | 済生会宇都宮病院耳鼻咽喉科 |
| 2002年 | 日本鋼管病院耳鼻咽喉科 |
| 2003年 | 独立行政法人国立病院機構東京医療センター耳鼻咽喉科 |
| 2005年 | 慶應義塾大学医学部，助手（耳鼻咽喉科学） |
| 2007年 | 静岡赤十字病院耳鼻咽喉科 |
| 2011～13年 | 米国ジョンズホプキンス大学留学 |
| 2013年 | けいゆう病院耳鼻咽喉科，医長 |
| 2014年 | 慶應義塾大学医学部，講師（耳鼻咽喉科学） |
| 2021年 | 同，教授（耳鼻咽喉科学） |

**竹内 万彦**
（たけうち かずひこ）

| | |
|---|---|
| 1984年 | 三重大学卒業 |
| 1988年 | 同大学大学院修了<br>同大学附属病院耳鼻咽喉科<br>同，助手 |
| 1990年 | 米国カリフォルニア大学サンフランシスコ校心臓血管研究所（Cardiovascular Research Institute）research fellow |
| 1992年 | 三重大学，助手 |
| 1998年 | 同大学医学部附属病院，講師 |
| 2002年 | 同大学医学部，助教授 |
| 2008年 | 同，教授 |

# CONTENTS

## 知っておきたい耳鼻咽喉科の遺伝性疾患
### ―診断と対応―

編集企画／野口佳裕
国際医療福祉大学，
教授

**Monthly Book ENTONI　No. 299/2024. 7　目次**

編集主幹／曾根三千彦　香取幸夫

【ENTONI® （エントーニ）】
ENTONIとは「ENT」（英語のear, nose and throat：耳鼻咽喉
科）にイタリア語の接尾辞 ONE の複数形を表す ONI をつけ，
耳鼻咽喉科領域を専門とする人々を示す造語．

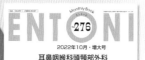
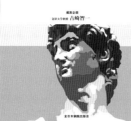

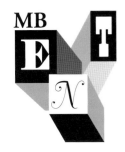

MB ENT, 299：1-7, 2024

◆特集・知っておきたい耳鼻咽喉科の遺伝性疾患―診断と対応―

# 耳鼻咽喉科と臨床遺伝専門医

上原奈津美*

**Abstract** 遺伝子解析技術の飛躍的な進歩に伴い，様々な遺伝学的検査が正確で迅速，かつ安価にできるようになり一般診療にも普及しつつある．遺伝医療が発展する中でその専門家の必要性が高まっている．臨床遺伝専門医は，日本人類遺伝学会と日本遺伝カウンセリング学会が共同で認定する専門医である．臨床遺伝専門医には，遺伝医学についての広範な専門知識をもち，遺伝医療関連の専門的検査・診断・治療と遺伝カウンセリング，教育の実行能力が要求される．耳鼻咽喉科ではまだ取得している専門医は少ないが，耳鼻咽喉科疾患は難聴をはじめとして腫瘍領域や免疫疾患など，あらゆる分野で遺伝医学と密接に結びついており，今後さらに多くの耳鼻咽喉科医が臨床遺伝専門医を取得することが望まれる．

**Key words** 臨床遺伝専門医，遺伝学的検査(genetic testing)，遺伝カウンセリング(genetic counseling)，遺伝医学(medical genetics)，臨床遺伝(clinical genetics)

## はじめに

　従来は研究の一貫として実施されていた遺伝学的検査は，遺伝子解析技術の飛躍的な進歩により遺伝情報の解明が大幅に進み，様々な遺伝学的検査が正確で迅速，かつ安価にできるようになってきた．それに伴い多くの遺伝性疾患に対する遺伝学的検査やがんゲノム医療におけるがん遺伝子パネル検査が保険収載され，年々対象となる遺伝子が増加している．耳鼻咽喉科領域も例外ではなく，遺伝学的検査の結果が確定診断や治療方針の決定において重要な役割を果たす疾患も増えてきており，将来的にはあらゆる分野で遺伝情報が重要な情報源としてルーチンで活用されるようになってくると思われる．このような遺伝情報について十分な知識を有した臨床遺伝の専門家の必要性が高まっているものの，耳鼻咽喉科の中ではあまり馴染みがなく認知されていない．本稿では，臨床遺伝専門医を取得する意義および方法について

て以下に紹介する．

## 遺伝医療の現状

　遺伝医療で実施される検査は，次世代シーケンサー(next generation sequencer：NGS)に代表される高精度・高出力で遺伝子の塩基配列を同定することができる機器の登場と，大量のゲノムデータを高速で解析するバイオインフォマティクス技術の進歩に基づく技術革新により飛躍的に発展している．これまでのように疾患の標的となる一つの遺伝子の特定の箇所を調べる方法から，一度に数十～数百，あるいは全遺伝子を一度に調べる手法にシフトしてきている．このような網羅的遺伝子解析により，これまで原因不明であった遺伝性疾患を確定診断することや，ゲノム情報から最適な治療法を選択することが可能となった．一方で，既存の遺伝子解析法と比較し検査結果から得られる情報量が飛躍的に増加したため，情報処理や結果の解釈を適切に行うことが求められるよう

* Uehara Natsumi, 〒 650-0017 兵庫県神戸市中央区楠町 7-5-1　神戸大学医学部附属病院耳鼻咽喉・頭頸部外科，助教

になった．NGSでは，患者1人から数百前後のバリアントが検出されるが，フィルタリングにより最終的に数個〜10個程度に絞られる．しかし，診断率は必ずしも高いものではなく，検出された膨大なバリアントから専門家により最終的に絞りこまれたバリアントでさえ，臨床的意義があるかどうか確定できない場合も多い．解析結果を実際の診療で診断や治療に還元するためには，検出されたバリアントがどのような意味合いをもつか，すなわち病的意義があるかを判断する必要がある．過去に報告があるバリアントの場合は，既存のバリアント情報が集約されているデータベースが参考になる．一般的に使用されているデータベースとして，ClinVar（https://www.ncbi.nlm.nih.gov/clinvar/）[1]や日本人疾患ゲノム情報統合データベースMGeND（Medical Genomics Japan Database）（https://mgend.ncgm.go.jp/）[2]などが存在する．がんゲノム領域では，COSMIC（Catalogue Of Somatic Mutations In Cancer）（https://cancer.sanger.ac.uk/）[3]やOncoKB（Precision Oncology Knowledge Base）（https://www.oncokb.org/）[4]が広く用いられている．一方で，過去に報告がないバリアントの場合は，米国臨床遺伝・ゲノム学会（ACMG）と米国分子病理学会（AMP）が作成した世界標準のバリアント解釈ガイドライン[5]を用いたスコアリングが一般的に用いられている（図1）．臨床的意義のカテゴリを大きく，benign（病原性なし），likely benign（病原性なしの可能性が高い），likely pathogenic（病原性ありの可能性が高い），pathogenic（病原性あり）に分類している．上記のいずれにも分類できなかったバリアントは臨床的意義不明なバリアント variant of uncertain significance（VUS）とされる．これらのカテゴリに臨床症状や家族歴などを併せ，総合的にバリアントの臨床的意義を解釈することになる．VUSはその病的意義が判断できるまでに必要なデータの蓄積，家族解析や in vitro/in vivo での実験など様々な検証が必要となり非常に時間がかかる．網羅的解析により多数検出されるVUS

の意義づけは遺伝学的検査において大きな課題といえる．また，VUSだけでなく過去に病原性があると判断されているバリアントであっても症例の蓄積により病的意義の解釈が変更される場合があるため，定期的に病的意義を再評価することも検討される．このような遺伝学的検査判定の国際的ガイドラインの作成と継続的見直しがClinGen（Clinical Genome Resource program）[6]で複数の専門家により行われている．また，症状に関係する疾患責任遺伝子のバリアントのみならず，全く関係のない他の疾患の遺伝子の病原性バリアント（二次的所見／偶発的所見）が見つかることについても留意が必要である．二次的所見が得られた場合，臨床的に確立した治療法・予防法が存在する遺伝性疾患の原因遺伝子であり，病的意義が明らかなバリアントである場合に開示することが検討される．開示対象遺伝子は，ACMGが治療や予防の観点から開示を推奨している疾患の原因遺伝子が参考となる．事前に基本的な対応方法について検討し，患者に結果開示の意思を確認したうえで，認定遺伝カウンセラー®や臨床遺伝専門医と連携が取れる体制の構築が必須である．

## 耳鼻咽喉科疾患における遺伝学的検査

耳鼻咽喉科領域では，一般診療に普及してきた難聴に対する遺伝学的検査をはじめとし，甲状腺髄様癌，遺伝性出血性末梢血管拡張症（オスラー病），原発性免疫不全症候群，家族性地中海熱，鰓耳腎症候群，アッシャー症候群（タイプ1，タイプ2，タイプ3），ミトコンドリア病などの難病に対する遺伝学的検査が保険収載されている（表1）．これらの疾患においては，遺伝学的検査が確定診断や予後・随伴症状の予測，治療法の選択や進行の予防など臨床診療に役立っている．一方，がんゲノム医療においては，包括的遺伝子解析として「がん遺伝子パネル」がある．手術や生検により採取された腫瘍組織，あるいは末梢血液を用いて多数のがん関連遺伝子異常を一括解析する検査で，がん種によらず数百個のがん関連遺伝子異常を一

〈エビデンスのカテゴリ〉

**病原性をもつ可能性が非常に高い**
（Very strong evidence of pathogenicity：PVS1）

| | |
|---|---|
| PVS1 | 機能喪失が原因となる疾患における粗大なナンセンス変異，フレームシフト，複数エクソンの欠失など |

**病原性をもつ可能性が高い**
（Strong evidence of pathogenicity：PS1〜4）

| | |
|---|---|
| PS1 | 既に同様のアミノ酸変異が疾患の原因となることが特定されている |
| PS2 | 発症者の両親には存在しない変異かつ家族歴もない |
| PS3 | よく計画された in vitro or in vivo の研究で機能異常が示されている |
| PS4 | 発症者での保有率が対照群より有意に高い（少なくともオッズ比>5.0） |

**病原性をもつ可能性がやや高い**
（Moderate evidence of pathogenicity：PM1〜6）

| | |
|---|---|
| PM1 | ホットスポットや機能ドメインに存在する変異かつ，良性の基準を満たさない |
| PM2 | 対照群には存在しないか極めて存在率が低い |
| PM3 | 潜性遺伝性疾患で既知の病原性バリアントとともに存在する |
| PM4 | 繰り返し配列以外でのタンパク質長に変化をもたらす |
| PM5 | アミノ酸置換が病原性をもつ部位での新規のアミノ酸置換 |
| PM6 | de novo 変異を考えるが両親の配列は調べていない |

**病原性をもつ可能性を指示する**
（Supporting evidence of pathogenicity：PP1〜5）

| | |
|---|---|
| PP1 | 複数の発症家系において発症者とともに分離する |
| PP2 | 良性のミスセンス変異が少なく，かつミスセンス変異が主な発症原因である部位での変異 |
| PP3 | 複数のアルゴリズムを用いたシミュレーションで病原性を示す |
| PP4 | 1遺伝子疾患である可能性が高い疾患に存在する |
| PP5 | 複数のソースが病原性を報告しているが，単独で十分な根拠はない |

**単独で良性であることを示す**
（Stand-alone evidence of benign impact：BA1）

| | |
|---|---|
| BA1 | アレル頻度が5%を超える |

**良性であることを強く示唆する**
（Strong evidence of benign impact：BS1〜4）

| | |
|---|---|
| BS1 | アレル頻度がその疾患における予想よりも高い |
| BS2 | 若年での発症率の高い疾患において健常者に存在する |
| BS3 | よく計画された in vitro or in vivo の研究において機能異常を生じない |
| BS4 | 発症家系における発症者とともに分離しない |

**良性であることを示唆する**
（Supporting evidence of benign impact：BP1〜7）

| | |
|---|---|
| BP1 | タンパク質の短縮が原因となる疾患でのミスセンスバリアント |
| BP2 | 浸透率が高い顕性遺伝性疾患で既知の病原性変異とは trans に存在する or すべての遺伝形式で cis に存在する |
| BP3 | 機能をもたない繰り返し配列内の欠失 or 挿入 |
| BP4 | 複数のアルゴリズムに基づくシミュレーションで機能異常を示さない |
| BP5 | 発症分子機序とは異なる |
| BP6 | 複数のソースが良性を示しているが，単独で十分な根拠はない |
| BP7 | 同義置換であり，スプライシングに影響がなく，保存性も高くない |

〈病原性の判定〉

**病原性あり（pathogenic）**
1. PVS1 かつ
   1つ以上の PS1〜4 or 2つ以上の PM1〜6 or 1つの PM1〜6 と1つの PP1〜5 or 2つ以上の PP1〜5
2. 2つ以上の PS1〜4
3. 1つの PS1〜4 かつ
   3つ以上の PM1〜6 or 2つの PM1〜6 かつ2つ以上の PP1〜5 or 1つの PM1〜6 かつ4つ以上の PP1〜5

**病原性をもつ可能性がある（likely pathogenic）**
1. 1つの PVS かつ1つの PM1〜6
2. 1つの PS1〜4 かつ1〜2個の PM1〜6
3. 1つの PS1〜4 かつ2つ以上の PP1〜5
4. 3つ以上の PM1〜6
5. 2つの PM1〜6 かつ2つ以上の PP1〜5
6. 1つの PM1〜6 かつ4つ以上の PP1〜5

**良性（benign）**
1. 1つの BA1
2. 2つ以上の BS1-4

**良性である可能性が高い（likely benign）**
1. 1つの BS1〜4 かつ1つの BP1〜7
2. 2つ以上の BP1〜7

**臨床的意義不明（uncertain significance）**
上記の基準に当てはまらない場合

**図 1.** バリアントの臨床的意義の評価
米国臨床遺伝・ゲノム学会（American College of Medical Genetics and Genomics：ACMG）と
米国分子病理学会（AMP）ガイドラインによるエビデンスカテゴリと病原性の判定

表 1. 保険収載されている遺伝学的検査

| | | |
|---|---|---|
| ア | PCR 法, DNA シーケンス法, FISH 法またはサザンブロット法による場合に算定できるもの | |
| イ | PCR 法による場合に算定できるもの | ② 甲状腺髄様癌 |
| ウ | ア, イ, エおよびオ以外のもの | ① 先天性難聴 |
| エ | 別に厚生労働大臣が定める施設基準に適合しているものとして地方厚生(支)局長に届け出た保険医療機関において検査が行われる場合に算定できるもの | ③ 若年発症型両側性感音難聴, 原発性免疫不全症候群 |
| オ | 臨床症状や他の検査などでは診断がつかない場合に, 別に厚生労働大臣が定める施設基準に適合しているものとして地方厚生(支)局長に届け出た保険医療機関において検査が行われる場合に算定できるもの | ① 家族性地中海熱<br>② 鰓耳腎症候群<br> アッシャー症候群(タイプ 1, タイプ 2, タイプ 3), オスラー病<br>③ ミトコンドリア病 |

① 処理が容易なもの　3,880 点
② 処理が複雑なもの　5,000 点
③ 処理が極めて複雑なもの　8,000 点

度の検査で解析する. 頭頸部領域では特に唾液腺癌や甲状腺癌において遺伝子異常が多く報告され, 発がんメカニズムの解明およびバイオマーカーや関与する遺伝子を標的とした治療薬の開発が進んでいる. 今後は頭頸部領域においても, がん遺伝子パネルが標準的検査になってくることが予想される. また, 免疫アレルギー分野における遺伝医療では, 層別化医療および予防的・先制的医療の実現が目指されている.

　難病医療やがんゲノム医療など遺伝情報を活用する医療が推進されている分野においては, 施設認定にあたって遺伝カウンセリングを行う部門の設置と臨床遺伝専門医のように遺伝医学に関する知識や経験を有する医師の配置が求められている. 保険収載されている遺伝学的検査では, 処理が容易か複雑かに従って保険点数が 3,880・5,000・8,000 点に分かれており, 原則として患者 1 人につき 1 回に限り算定できる. 表 1 の「エ」と「オ」に該当する検査の実施に際しては, 地方厚生局に「遺伝学的検査の注／遺伝カウンセリング加算の施設基準に係る届出書添付書類」の届出が必要となる. 具体的には遺伝カウンセリングを要する診療に係る経験を 3 年以上有する常勤医師についての情報や, 20 例以上の遺伝カウンセリングの年間実施件数, 関連学会の指針の遵守, 遺伝学的検査の一部を委託する施設の情報などを記載する必要がある. これらの施設基準を満たすことで, 保険収載されている遺伝学的検査を実施し, その

結果について患者またはその家族などに対し遺伝カウンセリングを行った場合には「遺伝カウンセリング加算」(1,000 点／月 1 回)が認められ, 算定することができる. また, がん領域においては, がんゲノム医療中核拠点病院, がんゲノム医療拠点病院, がんゲノム医療連携病院で体制が整備された医療機関での実施に限定され, エキスパートパネルなど様々な対応が必要となる. 遺伝カウンセリングも「遺伝性腫瘍カウンセリング加算」として別途設けられている.

　このように遺伝学的検査の結果が確定診断や治療方針の決定において不可欠な疾患が増え, 遺伝医療を提供する医療機関において専門的人材の育成が求められている. 一方で, 目まぐるしく発展, 進歩している遺伝医療について遺伝の基礎から最新の知見について学び, 同時に必要とされる遺伝カウンセリングの経験を積む機会は乏しく, 携わる機会があっても馴染みがないため難しく感じるかもしれない. 臨床遺伝専門医の取得は, これからの医療に必須になってくる遺伝医療の知識と技術, 経験を積むよい機会になると考える.

## 臨床遺伝専門医とは

　臨床遺伝学は生殖・周産期領域, 小児領域, 成人領域, 腫瘍領域を 4 領域とし全ゲノム情報をもとにした遺伝医療へ発展してきた. 1991 年に開始された日本人類遺伝学会臨床遺伝学認定医制度と, 1996 年に開始された日本遺伝カウンセリング

学会遺伝相談認定医師カウンセラー制度が，2002年4月1日より統一化され，臨床遺伝専門医制度として施行されることになった[7]．

臨床遺伝専門医は自身の専門領域だけではなく「あらゆる分野の診療において，質の高い遺伝医療を提供できる医師」として，以下の能力が必要とされている．

・遺伝医学について広範な専門知識をもっている．
・遺伝医療関連分野において，単独で，あるいはそれぞれの診療科・部署と連携して専門的検査・診断・治療を行うことができる．
・遺伝カウンセリングを行うことができる．
・遺伝学的検査について十分な知識と経験を有している．
・遺伝医学研究の十分な業績を有している．
・遺伝医学教育を行うことができる．

遺伝カウンセリングは主に臨床遺伝専門医と認定遺伝カウンセラー®が中心となって行う．遺伝情報には，生涯変化しない，血縁者間で一部共有される，発症前に将来の発症の可能性を予測できる，血縁者の遺伝型や表現型をある程度予測できる，あいまい性があるなどの特性がある[8]．そのため，疾患や遺伝に関する医学的なことだけでなく，それにまつわる患者本人や血縁者の社会生活や家庭生活の中に課題をもたらしサポートが必要な場合がある．医学的，心理的，社会的な課題の整理や，医療情報だけでなく福祉や療育に関する情報（社会資源）について臨床遺伝専門医と認定遺伝カウンセラー®が連携してカウンセリングを行う．

臨床遺伝専門医認定数は，2024年1月2日現在1,894人で，領域別でみると産婦人科，小児科が多く耳鼻咽喉科・頭頸部外科は全体の約4%の78人となっている．一方，まだ耳鼻咽喉科の臨床遺伝専門医がいない県が20県あり，今後多くの地域でニーズがあると思われる．前述どおり，次世代シーケンサーによる検査が標準的な検査にシフトしてきている中，耳鼻咽喉科専門医であっても遺伝学的結果の解釈は容易ではなく十分な遺伝学的知識が必要となってきている．このことから遺伝

学的検査の実施にあたっては『医療における遺伝学的検査・診断に関するガイドライン』[8]（2022年3月改定，日本医学会）を遵守することが求められている．具体的には，遺伝情報の特性を十分に理解し，遺伝学的検査・診断を実施し，診療記録として共有するとされている．そのためには，日進月歩の遺伝学的検査・診断に関する情報を得るとともに，耳鼻咽喉科からの疾患に対するカウンセリングと遺伝カウンセリングの両方を組み合わせたカウンセリングを行うことが望ましい．遺伝学的検査の実施に際し，今まで以上に臨床遺伝専門医の果たす役割が大きくなってくると思われる．

## 臨床遺伝専門医の取得までの流れ

専門資格を取得するためには，日本専門医機構の定める基本領域専門医をすでに取得していることと，日本人類遺伝学会または日本遺伝カウンセリング学会に入会している必要がある．専門医の受験資格は，研修開始登録を行い認定研修施設もしくは臨床遺伝指導医のもと3年間の遺伝医療の研修，学会や論文発表，学会への出席などが必要となる（図2）．研修施設は全国で104施設（2023年4月1日現在）あり，指導医も専門医制度委員会のHP[7]から確認可能である．臨床遺伝専門医養成システムが新しくなり，現在の臨床遺伝専門医に必要な能力の基準として，「臨床遺伝専門医行動目標」が新たに策定され，生殖・周産期領域，小児領域，成人領域，腫瘍領域の4領域について知識の習得が求められている（臨床遺伝専門医委員会HP参照[7]）．我々耳鼻咽喉科医には馴染みの少ない，生殖・周産期領域や小児領域に関しても十分な知識を得る必要がある．遺伝医療に興味があっても，日常診療の中でこのような知識を整理し習得するのはかなり困難である．臨床遺伝専門医取得という一つの目標をもつことで，遺伝医療の正しい知識を身につけるよい機会になるのではないかと考える．研修期間中には上記4領域について合計20症例以上の遺伝医療の経験（陪席もしくは担当）が必要であり，20症例にはすべての領域を

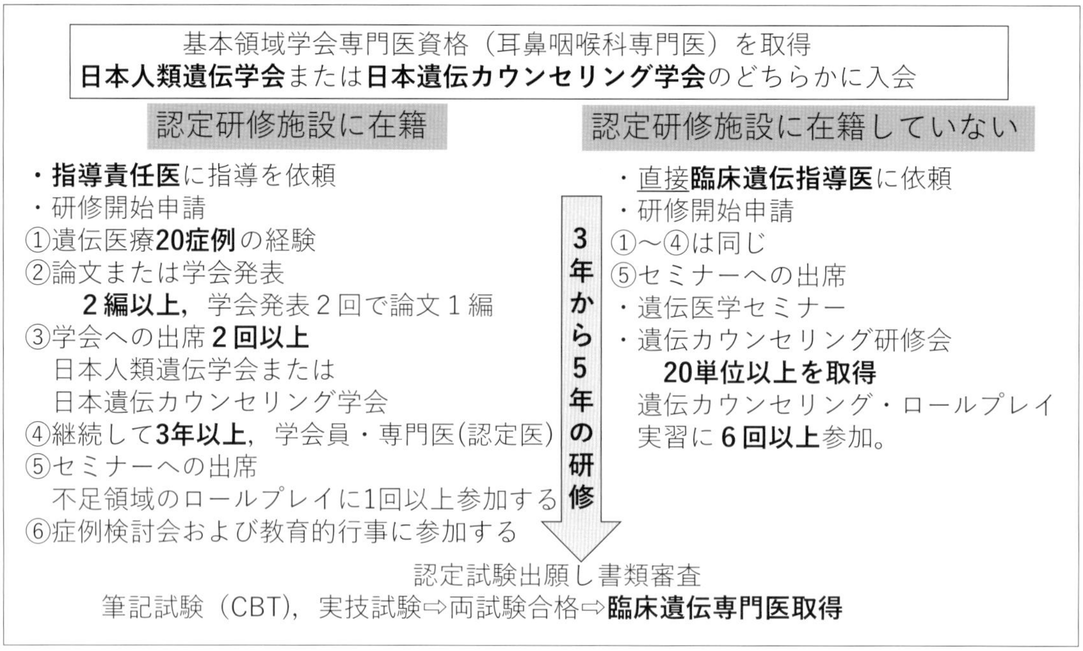

基本領域学会専門医資格（耳鼻咽喉科専門医）を取得
**日本人類遺伝学会**または**日本遺伝カウンセリング学会**のどちらかに入会

| 認定研修施設に在籍 | 認定研修施設に在籍していない |
|---|---|

・**指導責任医**に指導を依頼
・研修開始申請
①遺伝医療**20症例**の経験
②論文または学会発表
　　　**2編以上**，学会発表2回で論文1編
③学会への出席**2回以上**
　　日本人類遺伝学会または
　　日本遺伝カウンセリング学会
④継続して**3年以上**，学会員・専門医(認定医)
⑤セミナーへの出席
　　不足領域のロールプレイに1回以上参加する
⑥症例検討会および教育的行事に参加する

**3年から5年の研修**

・直接**臨床遺伝指導医**に依頼
・研修開始申請
①〜④は同じ
⑤セミナーへの出席
・遺伝医学セミナー
・遺伝カウンセリング研修会
　　**20単位以上を取得**
遺伝カウンセリング・ロールプレイ
実習に**6回以上**参加。

認定試験出願し書類審査
筆記試験（CBT），実技試験⇒両試験合格⇒**臨床遺伝専門医取得**

図 2. 臨床遺伝専門医の取得までのロードマップ
（臨床遺伝専門医制度委員会 HP 参照）

含み，各領域の症例数は少なくとも3症例を要する．症例リストには年齢・性別・診断や病的バリアントなどの基本情報に加えて，どのような意思決定を目的とした来談か，抽出された問題点，提供した情報と心理社会的支援の内容，クライエントの反応と転帰を記載しなければならない．うち5症例に関しては詳記を提出する．5症例には上記の4領域すべて含んでおく必要がある（各領域1症例以上）．さらに，5症例のうち少なくとも3症例は申請者自身が遺伝カウンセリングを行う必要がある．詳記では，リストで記載した内容に加えて3世代以上の家系図，クライエントの医学的・心理的背景，想定される心理社会的な問題，遺伝カウンセリング場面でのやりとりなどをさらに記載する必要がある．特に，専門外の症例については，これらの症例リストの内容について研修施設の指導医の先生をはじめ，各領域の臨床遺伝専門医や認定遺伝カウンセラー®の方に指導してもらうことで知識の整理や向上および自身の遺伝カウンセリングの反省点が確認できる．よって認定研修施設に所属している場合は，特に専門領域以外の症例について積極的に陪席し，遺伝カウンセリングの事前準備や事後検討にも参加することが望まし

い．研修施設に所属していない医師の場合は，上記要件を研修期間内に満たすことが難しい場合がある．近隣の指導医や専門医のいる施設での陪席や，可能であればオンラインでの陪席も活用し参加するようにする．指導医の施設のカンファレンスにもオンラインを積極的に活用し指導してもらう機会を得る方法もある．臨床遺伝に関連する指定されたセミナー・研修会に参加し，ロールプレイ実習に一定回数以上参加する必要がある．専門医養成システムでは，遺伝カウンセリングロールプレイ研修会（GCRP研修会）やGCRPセミナーが開催されており，経験しにくい症例についても遺伝カウンセリング技術の技能や態度を習得できる機会が用意されている．これらもオンラインを利用できるようになり受講できる機会が拡大している．実際に専門医取得前から専門医取得後もこのようなロールプレイに参加し様々なケースを経験できることは，決してグッドニュースだけではない遺伝カウンセリングにおいて貴重な機会となる．
　臨床遺伝専門医認定試験は，毎年1回秋頃に開催される．試験は筆記試験と実技試験からなる．COVID-19感染の影響で2020年以降は，オンラインで行われている．筆記試験はCBT形式で選

択問題50問,「臨床遺伝専門医行動目標」に準拠して各科共通の基礎的な問題を中心に出題され専門医として知っているべきコア知識を問われる.実技(面接)試験はロールプレイで,遺伝カウンセリングロールプレイ形式(受験者が医師役,認定遺伝カウンセラー®がクライエント役,臨床遺伝専門医が採点)で行われる.事前に疾患や場面が与えられ,正確でわかりやすい情報提供能力,クライエントの訴えを傾聴し課題点を抽出する能力,適切な態度などが評価される.筆記,実技(面接)のどちらかの合格科目の有効期限は最初の受験から2年間(翌年・翌々年まで都合3回)とされている.

## まとめ

耳鼻咽喉科でも,遺伝診療の対象となる疾患が難病およびがん・腫瘍領域で今後さらに増えてくると思われる.本稿では耳鼻咽喉科での遺伝学的検査の現状と,臨床遺伝専門医の制度,専門医資格の取得までの流れについてまとめた.遺伝学的検査は診断,予防,治療法の選択などに臨床応用される重要な医療の一つになりつつある.耳鼻咽喉・頭頸部外科医のサブスペシャリティとして,多くの先生が臨床遺伝専門医を認知し,関心をもっていただければ幸いである.

## 文 献

1) Landrum MJ, Chitipiralla S, Brown GR, et al：ClinVar：improvements to accessing data. Nucleic Acids Res, **48**：835-844, 2020.
   Summary 米国の国立生物工学情報センター(NCBI)により運用されているClinVarは,世界的に広く利用されている疾患バリアントデータベースである.主に遺伝性疾患におけるバリアントと疾患への関連性について収載しており,ACMGガイドラインなどをもとに付与されたpathogenicやbenignなどの臨床的解釈と合わせて公開している.

2) Kamada M, Nakatsui M, Kojima R, et al：MGeND：an integrated database for Japanese clinical and genomic information. Hum Genome Var, **6**：4-8, 2019.
   Summary MGeNDでは,日本人の各疾患領域で集積された臨床ゲノムデータ(ゲノムデータとそれに紐づく臨床データ)のうち,公開可能な情報を疾患横断的に統合したデータベースである.

3) Tate JG, Bamford S, Jubb HC, et al：COSMIC：the Catalogue Of Somatic Mutations In Cancer. Nucleic Acids Res, **47**：941-947, 2019.

4) Chakravarty D, Gao J, Phillips SM, et al：OncoKB：A Precision Oncology Knowledge Base. JCO Precis Oncol, 2017. doi：10.1200/PO.17.00011.

5) Richards S, Aziz N, Bale S, et al：Standards and guidelines for the interpretation of sequence variants：a joint consensus recommendation of the American College of Medical Genetics and Genomics and the Association for Molecular Pathology. Genet Med, **17**：405-424, 2015.

6) Rehm HL, Berg JS, Brooks LD, et al：ClinGen-the Clinical Genome Resource. N Engl J Med, **372**：2235-2242, 2015.

7) 臨床遺伝専門医制度委員会HP：http://www.jbmg.jp/ 参照(2024-01-04)

8) 日本医学会：医療における遺伝学的検査・診断に関するガイドライン. https://jams.med.or.jp/guideline/genetics-diagnosis_2022.pdf 参照.
   Summary 個人の遺伝情報を扱う遺伝学的検査・診断を医療として実施する際に求められる基本的事項と原則が記載されている.

MB ENT, 299：8-16, 2024

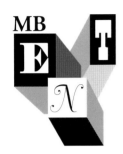

◆特集・知っておきたい耳鼻咽喉科の遺伝性疾患―診断と対応―
# 先天性難聴

有本友季子*

**Abstract**　先天性難聴は 1,000 人に 1〜2 人と比較的頻度の高い先天性疾患である．言語発達への支障を少なくするには，早期診断，早期介入が重要である．生後 1 か月までに新生児聴覚スクリーニングを施行，生後 3 か月までに難聴の診断，生後 6 か月までに療育につなげるという 1-3-6 ルールが浸透している．先天性難聴の原因では遺伝性難聴がもっとも多く，次に先天性サイトメガロウイルス感染症が多い．遺伝学的検査で原因特定に至る先天性難聴は約 6 割である．遺伝性難聴でもっとも多いのは *GJB2* 難聴である．他に *SLC26A4*，*CDH23*，*STRC* などの遺伝子による難聴が多い．遺伝子により臨床像は異なり，難聴原因が特定できれば聴力像の特徴や聴力レベル，難聴の進行性，合併症の有無などの情報を得ることができる．人工内耳手術の検討の際にも遺伝学的検査の結果は重要な判断材料となる．難聴原因の明確化，医療や療育の個別化を可能とするなど，遺伝学的検査の意義は大きい．

**Key words**　新生児聴覚スクリーニング(newborn hearing screening：NHS)，遺伝性難聴(hereditary hearing loss)，先天性サイトメガロウイルス感染症(congenital cytomegalovirus infection)

## はじめに

　先天性難聴は出生児 1,000 人中 1〜2 人にみられ，先天性疾患の中では頻度の高い疾患である．聴覚障害による言語発達，特に音声言語の活用への影響を少なくするためには，早期診断，早期介入が重要である．聴覚を活用することで言語発達は促進され，コミュニケーション，学習へと発展し，子ども達の未来における社会的活躍につながっていくことから，先天性難聴児を早期に発見することの意義は大きい．

　1999 年に米国では乳児聴覚合同委員会，米国聴覚学会，米国小児科学会，米国言語聴覚協会，州保健福祉機関による立場表明がなされ，生後 1 か月までに全新生児に対し聴覚スクリーニングを行い，生後 3 か月までに難聴診断，生後 6 か月までに包括的な早期介入を行うことが目標とされ

た[1]．その結果，米国では 2004 年の調査で 90% 以上の新生児において新生児聴覚スクリーニングが実施された．一方，本邦では 2001〜2004 年まで岡山県など 4 県で新生児聴覚検査モデル事業が施行され[2]，2015 年に日本産婦人科医会や日本耳鼻咽喉科学会より公費助成の拡充への提言が，2019 年には Japan Hearing Vision(難聴対策推進議員連盟)からも全新生児への聴覚スクリーニング全額公費負担を求める提言がなされた[3]．現在，本邦では全新生児への全額公費負担には至っていないものの，助成を開始する自治体は徐々に増加を認めている．2021 年時点で聴覚スクリーニングの実施状況を把握している，1,707 市町村の集計では，91% の新生児が聴覚スクリーニングを受検したことが報告された[4]．

　新生児聴覚スクリーニングの普及に伴い，聴力精査目的に耳鼻咽喉科を乳児期早期に受診する児

\* Arimoto Yukiko，〒 266-0007　千葉県千葉市緑区辺田町 579-1　千葉県こども病院耳鼻咽喉科，部長

が増え，難聴児の早期診断は耳鼻咽喉科診療において重要な位置を占めるようになった．先天性難聴といっても，難聴の発症時期や程度，進行性や合併症の有無などの臨床像は難聴の原因により違いがみられ，難聴の原因検索は重要な意味をもつ．先天性難聴の多くは，生下時発症だが，遅発性発症のものもあり，また原因によっては生下時は軽度難聴や一側難聴を呈すも後から難聴の進行を認め補聴が必要な両側難聴となる症例もあることに注意すべきである．

先天性難聴の原因でもっとも多いのは，難聴を発症する遺伝子の変化による遺伝性難聴である．遺伝性難聴の他では先天性サイトメガロウイルス感染症が重要な原因である．先天性難聴の診療は，最近 20 年で大きく進歩した．難聴診断に用いる聴覚検査機器や診断技術の向上，遺伝学的検査を行うことができるようになり難聴の原因が判明した症例の増加，補聴器や人工内耳などの聴覚補償機器の進歩や普及がある．症例ごとに難聴の原因に適した医療的介入や療育を行えるようになり，難聴児の言語発達や音声言語の活用はさらに促進されている．難聴の原因検索における遺伝学的検査の役割は大きい．遺伝学的検査の結果を元に方針を決定し，患児の状態把握をより的確に行え，将来の見通しがたつ．ここでは先天性難聴のケースを提示しながら，特に遺伝学的検査の意義について述べる．

## 先天性難聴の診断

先天性難聴児，特に両側高度難聴児では早期に補聴や療育を開始したほうが音声言語の獲得や発達が促進されることから，本邦でも 0 歳 1 か月までに新生児聴覚スクリーニングを受け，0 歳 3 か月までに難聴の診断を行い，続けて補聴開始，0 歳 6 か月までに療育を開始とする，いわゆる 1-3-6 ルールとして広く浸透している．

先天性難聴の早期発見のためには新生児聴覚スクリーニングが重要であることは言うまでもない．新生児聴覚スクリーニングには，自動 ABR（auditory brain stem response；聴性脳幹反応検査）と OAE（otoacoustic emission：耳音響放射検査）の 2 種類の検査があるが，精度の違いや OAE では auditory neuropathy spectrum disorder を検出できないという問題点があることから自動 ABR が推奨されている．

先天性難聴の診断は，周産期歴や合併症などリスクファクターの有無，新生児聴覚スクリーニング検査の結果，難聴の家族歴などを確認し，日常の聴性行動などの問診を経て，BOA（聴性行動反応検査）や COR（条件詮索聴性反応検査）などの心理学的手法を用いた乳幼児聴力検査と ABR，ASSR（auditorysteady-state response；聴性定常反応検査），OAE といった他覚的聴覚検査を組み合わせて行う．

早産，低出生体重児の中には，auditory neuropathy spectrum disorder の病態を示す例や成長過程で変化を生じる例もあるので注意が必要である．Auditory neuropathy spectrum disorder の典型例では，OAE では反応が検出されるも，ABR では波形分離不良があり ABR の V 波閾値と COR などの乳幼児聴力検査の閾値に乖離がみられる．日常生活で単純な音の存在には気づけても語音明瞭度が不良であり介入を要す．一方，早産，低出生体重児やダウン症児で髄鞘化遅延がある例では，0 歳児前半には ABR 波形分離不良であるが 1 歳頃には波形分離良好となり V 波閾値も 20〜30 dBnHL と改善がみられる．

先天性難聴の中には難聴のみで合併症を生じない非症候群性難聴と，難聴以外の合併症を認める症候群性難聴がある．難聴の家族歴がある場合には，家系内難聴者の難聴程度や発症時期，経過，進行性の有無，補聴の状況，受けてきた教育（通常学校か聾学校か），コミュニケーションモードなどを確認することは，診断や経過観察のタイミング，介入方法などを検討するうえで重要である．0 歳児でも日常の聴性行動を確認することは大切で，日常生活で掃除機などの大きな音にも全く反応しないと保護者が感じている場合には，両側高

度難聴の診断に至る患児が多い印象がある.

　ABR は高音域の混合周波数の刺激音により誘発される蝸牛神経ならびに脳幹部の聴覚路に起源を有する反応であり，高音域の聴力との相関性が高い. Ｖ波閾値の他に，90 dBnHL の刺激音における波形でＩ波が明瞭であるか，Ｉ波潜時の延長はないかを確認することも有用である. 側頭骨 CT で中耳に軟部陰影がある例や耳小骨奇形症例，外耳道閉塞症例や外耳道狭窄が高度な例などで伝音難聴の場合にはＩ波は明瞭なことが多く，しばしばＩ波潜時は延長している.

　ASSR は，左右別に推定聴力像が示されることから，左右別の聴力検査を行える段階までの発達に至っていない乳幼児に対し行われることが多い. ASSR では左右別・周波数別の推定聴力が確認できることから，乳幼児の補聴器フィッティングを行う際は特に有用な検査となっている. ただし，ASSR の結果はあくまで推定聴力であり，非進行性難聴症例においても成長して標準純音聴力検査が施行できるようになった際に多少の相違がみられることがあり注意を要す.

　また，ABR は安静下に，ASSR も睡眠下の条件で行う必要があり，施行にあたっては眠剤が必要となることが多く，呼吸障害や循環器疾患などの合併症を有する乳幼児では安全面での配慮が必要となる.

## 先天性難聴の原因

　難聴の診断がついたら，医療的介入や経過観察を行ううえで難聴原因の確認は重要である. Morton らの報告では 0 歳時難聴の原因の 68％は遺伝性難聴であり[5]（図1-a），遺伝性難聴は先天性難聴児のもっとも多い原因となっている. 遺伝学的検査により原因が特定されることで難聴児が受ける恩恵は様々で遺伝学的検査の意義は大きい[6]. 施行にあたっては事前に十分なカウンセリングを行い，保護者や意思決定が可能な場合には本人が検査を希望することを確認したうえで行う必要がある[6].

　側頭骨 CT で中耳や内耳の奇形の有無を確認することも重要である. 一部の奇形は難聴遺伝子の病的バリアントと関連がある. たとえば，前庭水管拡大がある場合には難聴が進行する可能性，めまいや将来的に甲状腺腫を合併する可能性があり，保護者や患児にも臨床情報として説明でき，医療者も注意して経過観察を行うことができる. 前庭水管拡大症例の中には SLC26A4 遺伝子の病的バリアントを有するものもあり，その場合は次子への影響などの遺伝情報を保護者に説明することができる. 他に，蝸牛神経管狭窄症例も難聴がさらに進行することがあり，保護者や患児に情報提供を行い，進行の有無に注意して経過観察をする.

　遺伝性難聴以外で，比較的多い原因として重要なものに先天性サイトメガロウイルス(CMV)感染症による難聴が挙げられる. 先天性サイトメガロウイルス感染症に伴う難聴は，先天性発症も後天性発症も，両側難聴も一側難聴もあり臨床像は多様である. 難聴の変動や進行を認め，生下時難聴はなく後天性に両側高度難聴を呈し音声言語の表出が消失した例[7]や，当初は片側難聴であったのが成長過程で両側難聴となって言語発達遅滞で発見される例もあり注意を要す. 先天性サイトメガロウイルス感染症は，生後 3 週以内であれば新生児の尿中からサイトメガロウイルスの核酸(CMV-DNA)を検出することで診断可能で，2018 年 1 月から保険適用が認められている. 2023 年 10 月に先天性サイトメガロウイルス感染症の診療ガイドライン 2023[8]が発行され，新生児聴覚スクリーニングで一側でも refer(要再検)になった場合には生後 3 週間以内の新生児尿を用いて診断を行うことが，こども家庭庁からも推奨された. それに伴い NHS refer で産科にて新生児尿における先天性サイトメガロウイルス核酸検査が行われている児が増えている. サイトメガロウイルスは市中に広く存在しているため，生後 3 週以降に先天性のサイトメガロウイルス感染症であるか診断したい場合には，乾燥臍帯もしくは出生時の乾燥濾

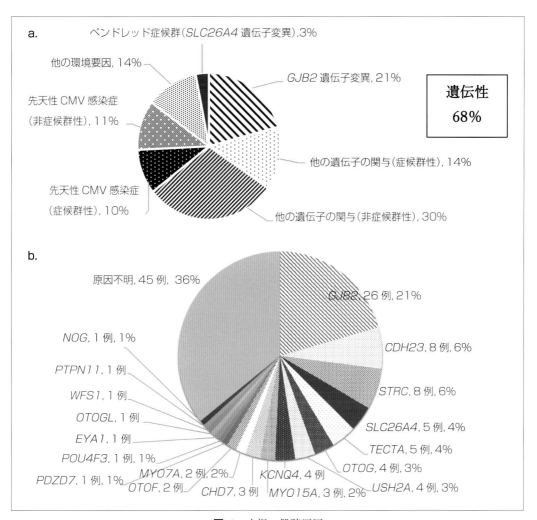

**図 1.** 小児の難聴原因
a：Morton らによる小児難聴原因（生下時）の報告（2006 年）
b：千葉県こども病院の難聴症例における遺伝学的検査結果の内訳
（2017 年 1 月〜2021 年 12 月，126 症例）

紙血の CMV-DNA 検出により後方視的に診断は可能であるが，現時点では保険適用はない．先天性サイトメガロウイルス感染症の診断となった場合には，生後 2 か月以内に抗サイトメガロウイルス化学療法剤（一般名：ガンシクロビル，商品名：バリキサ®）による治療開始がガイドラインで推奨された．ただし，汎血球減少や再生不良性貧血，骨髄抑制などの重篤な副作用があることも周知しておく必要がある．

先天性難聴の遺伝学的検査は，信州大学の宇佐美らにより 2008 年に先進医療として開始され2012 年から保険適用となった[9]．2014 年には小児人工内耳要件に難聴遺伝子の検出が例外規定に記載された．当初はインベーター法で 13 遺伝子 46 病的バリアントが解析対象であったが，2015 年から次世代シークエンサーが導入され 19 遺伝子 154 病的バリアントに解析対象が拡がった．当科症例では，保険収載の検査で原因が同定される先天性難聴児は 2〜3 割で，さらに研究レベルで範囲を拡げて解析を進めると全体の約 6 割の難聴児で原因特定に至ることができた．医療の進歩に伴い最近では判明する原因遺伝子の種類は多岐にわたる（図 1-b）．検査を行うにあたっては事前に難聴のカウンセリングと遺伝カウンセリングを実施し十分な説明を行い，同意を得て行う必要がある．難聴遺伝子の中でもっとも多く検出されるのは常染

色体潜性（劣性）遺伝のものであり，この場合は父母ともに同一遺伝子のバリアントを有した同じ保因者であり両者の理解を得やすい．他に常染色体顕性（優性）遺伝やX連鎖遺伝やミトコンドリア遺伝のものもあり，この場合には片方の保護者のみに心理的負担を生じないよう，誰しも保因者であること，多様性のことなど一般的な遺伝学的知識も加えたうえで説明を行い十分な配慮を必要とする．保護者によっては難聴進行性の有無や合併症を生じる可能性などの臨床情報は知りたいが，遺伝形式については知りたくないという場合もあるので，遺伝学的検査を行う前に保護者がどこまでの内容を知りたいと思っているのか十分に確認したうえで，検査や結果の開示を行う必要がある．

乳幼児では発達段階に応じた聴力検査だけでは聴覚の詳細についての把握は困難であるが，遺伝学的検査で原因が特定できた場合には，遺伝子によっては聴力レベルや聴力像，進行性の有無，合併症の有無の他に，期待できる補聴効果や人工内耳の有効性など聴覚補償機器の選択にかかわる重要な臨床情報も得られることから遺伝学的検査の利点は大きい．2014年に改訂された小児人工内耳適応基準の中で，「既知の高度難聴を来しうる難聴遺伝子変異を有し，ABR等の聴性誘発反応や聴性行動反応で音への反応がみられない場合」が例外的適応基準として記載された．このように遺伝学的検査には大きなメリットがあるが，前述したように，検査施行前から十分なカウンセリングを行い，検査を希望された場合には，どこまでの情報を知りたいと考えているのか，十分に把握したうえで結果の開示を行う配慮も必要である．「遺伝性難聴の診療の手引き2016年版」（日本聴覚医学会編）[10]が刊行されており，参照されたい．

## 遺伝性難聴

現在，非症候群性難聴の原因遺伝子は100以上が報告されている．欧米や本邦において先天性難聴の遺伝学的検査でもっとも多く認められるのは，GJB2遺伝子の病的バリアントで先天性難聴の10〜20％を占める．GJB2遺伝子は稀に常染色体顕性遺伝形式のものがあるが多くは常染色体潜性遺伝形式である．ホモ変異もしくは複合ヘテロ変異で難聴を発症し，変異型と表現型に相関がみられる．GJB2遺伝子はコネキシン26というギャップ結合蛋白をコードしており，GJB2遺伝子の病的バリアントにより内耳のカリウムイオンのリサイクルに支障を生じ難聴を生じる[11]．GJB2遺伝子の他は，CDH23，STRC，SLC26A4遺伝子の病的バリアントによる難聴が比較的多く認められる．原因によりその臨床像は異なり，その一部を表1に示す[11)12]．

遺伝学的検査は，乳幼児で難聴の臨床像などの詳細を知りたい場合や，人工内耳手術の適応を検討する場合に特に有用である．原因が判明すれば，難聴の進行性や合併症の有無についても情報が得られ，経過観察のタイミングや患児や保護者の心構えも変わってくる．日常診療で遭遇しやすいケースや遺伝学的検査の意義が示されたケースについて提示する．

**ケース1**：補聴器の効果不十分で遺伝学的検査にてGJB2難聴と判明し人工内耳挿入となった先天性難聴症例

初診は0歳2か月，女児．新生児聴覚スクリーニングで自動ABRにて両側referとなり精査施行．ABRで右90 dBnHL，左105 dBnHL（V波閾値）．ASSRにて右80 dB，左105 dBの結果であった．CTでは中耳内耳奇形などの異常所見は認めなかった．両側高度難聴の診断で，0歳3か月時から両側補聴器装用および療育指導が開始となり経過観察を行った．0歳10か月の時のCORでは裸耳90〜100 dB以上，補聴器装用下65〜75 dBであり，原因検索として保護者も希望されたことから遺伝学的検査を施行した．遺伝学的検査でGJB2遺伝子の病的バリアントである複合ヘテロ変異（235delC/Y136X/G45E）を認め，GJB2難聴であることが判明した．1歳頃には，指さしとアーアーという発話行動がさかんにみられたが喃

**表 1.** 遺伝性難聴における代表的な遺伝子とその特徴

| 難聴遺伝子 | 遺伝形式 | 臨床的特徴 |
|---|---|---|
| *GJB2* | 常染色体潜性<br>(一部常染色体顕性) | 難聴のみで通常は非進行性.変異型と表現型に相関がある.0〜1歳までに進行する例もある.<br>補聴器の効果も高いが,重度難聴で補聴効果不十分な場合は人工内耳手術も有効.非症候群性. |
| *CDH23* | 常染色体潜性 | 進行性.高音障害型から徐々に他の周波数も進行.語音明瞭度は不良.<br>Usher 症候群を発症する病的バリアントもある. |
| *SLC26A4* | 常染色体潜性 | 前庭水管拡大を伴う.難聴は変動や進行がある.<br>めまいを伴いやすい.10 代以降に甲状腺腫を伴い Pendred 症候群を呈するものがある. |
| *STRC* | 常染色体潜性 | 軽中等度難聴を呈する.非進行性,非症候群性.<br>コピー数変化によるゲノムの構造変化が要因.<br>*CATSPER2* 遺伝子も欠失する場合には男性不妊の要因となる. |
| *CHD7* | 常染色体顕性 | CHRGE 症候群の原因遺伝子である.<br>視覚聴覚二重障害を呈する.心疾患などの合併症もあり,症候群性難聴. |
| *EYA1* | 常染色体顕性 | 鰓耳腎症候群(BOR 症候群)の原因遺伝子.<br>難聴は感音,伝音,混合いずれもある.<br>難聴の他に耳介奇形や耳瘻孔,頸瘻,腎低形成などの腎形態異常や腎機能障害を合併しうる.<br>症候群性難聴. |

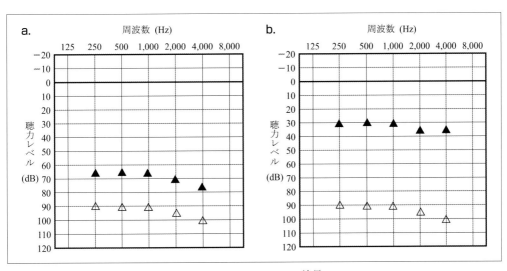

**図 2.** ケース 1:COR 結果
a:裸耳両耳聴(△)と両耳補聴器装用下(▲)
b:裸耳両耳聴(△)と右補聴器装用左人工内耳装用下での音場検査(▲)

語は認めず,結果に変化がなく同じだったため,COR は不変で補聴効果は不十分であった(図 2-a).人工内耳の有効性が確認されている *GJB2* 難聴であったことから人工内耳手術の検討となり,1 歳 9 か月時に左耳に人工内耳埋め込み術が施行された.人工内耳挿入から 4 か月後の 2 歳 1 か月時には有意語の発語を認めた.すぐに二語文の表

出が確認され,歌を歌う様子もみられるようになった.右は補聴器装用,左は人工内耳装用での音場検査では 30〜35 dB の音の聴取が可能となり(図 2-b),良好な言語発達を認め,コミュニケーションは音声言語で行っている.

このような重度難聴症例では,過去には音声言語の活用は困難で視覚的手段によるコミュニケー

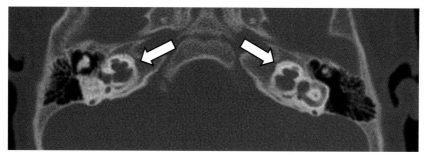

**図 3**. ケース 2：*POU3F4* 遺伝子変異による難聴症例の側頭骨 CT
特徴的な形態を呈す蝸牛奇形(⇒)を認める

ションが主であった．最近では新生児聴覚スクリーニングの機会を得て早期診断，早期介入を行えるようになり，また補聴手段としても補聴器で十分な効果が得られず人工内耳の適応を認める症例では体重 8 kg，1 歳以上を目安に人工内耳手術が行われるようになったことにより，音声言語を活用する児が多くなった．最近 20 年における小児難聴医療の大きな進歩の結果といえる．

**ケース 2**：言語発達遅滞が難聴の原因となる遺伝子の病的バリアントと関連するものであることが判明した先天性難聴症例

初診は 0 歳 3 か月，男児．新生児聴覚スクリーニングで自動 ABR　両側 refer で，大きな音にも反応がみられず，聴力精査となった．0 歳 3 か月時の ABR で両側 70 dBnHL で，BOA でも反応が乏しく，両側高度難聴の診断で両側補聴器装用開始となった．1 歳頃の音場検査では補聴器装用下 35〜40 dB であり補聴効果が期待されたが，2 歳 4 か月で喃語，3 歳 1 か月で有意語の発語と同じ聴力レベルの児に比べ言語発達は緩やかであった．保護者の希望もあったことから 2 歳 6 か月時に遺伝学的検査を施行したところ，*POU3F4* 遺伝子の病的バリアントが確認された．*POU3F4* 遺伝子は X 連鎖遺伝形式の遺伝子で，本児の場合は広範囲にわたる欠失を認め，精神発達に関係する領域が含まれていたことから，本児の言語発達遅滞は難聴の原因となる遺伝子の変化と関連があることが示唆された．なお，側頭骨 CT ではソフトクリーム状の特有の形態を示す蝸牛奇形を認めた(図 3)．これは *POU3F4* 遺伝子変異症例で特徴的な所見である．徐々に難聴の進行を認め，3 歳 7 か月

時の聴力検査(Play Audio)では裸耳の 4 分法気導平均聴力は右 102.5 dB，左 121.3 dB で，補聴器装用下では低音域は 85〜75 dB，高音域は 55 dB と補聴効果が不十分であり検討の結果，3 歳 11 か月時に左耳に人工内耳埋め込み術が施行された．術後 1 か月で言葉の模倣が可能となり，引き続きすぐに二語文の表出もみられ，4 歳 6 か月時にはささやき声の聴取も可能となった．人工内耳挿入前は，聾学校幼稚部の授業中も集中できず離席してしまい保護者が大きな声で本人に注意喚起しても教室の外に走り出てしまい対応に苦慮していたが，人工内耳挿入後は後ろから小さな声で注意喚起するだけで本人が離席せずに授業に臨めるようになり保護者からも喜びの声が聞かれていた．人工内耳挿入後は 3 語以上の連鎖も順調に表出を認め，音声言語が活用できるようになり，小学校からは通常学校に進学している．

このような症例も早期に遺伝学的検査を行っていれば，その臨床的な特徴，進行性や言語発達遅滞の合併を考慮し早期に人工内耳の検討を行えた可能性があり，方針決定を行ううえでの遺伝学的検査の意義を認識させられる．

**ケース 3**：遺伝学的検査により今後の経過や合併症の予測がつき慎重な経過観察を行えた先天性難聴症例

初診は 4 歳 0 か月，女児．新生児聴覚スクリーニングは未受検で，言葉が不明瞭なため地域の発達支援センターに相談したところ，難聴が疑われ聴力精査となった．ABR では左右ともに 60 dBnHL まで V 波確認できたが，ASSR では右 80 dB，左 70 dB の結果であった．CT では両側前庭

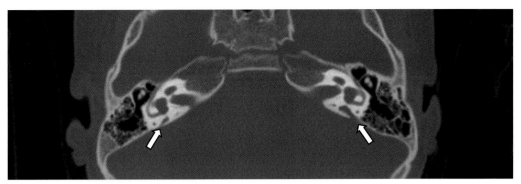

**図 4.** ケース 3：前庭水管拡大症例（*SLC26A4* 遺伝子の病的バリアント症例）
前庭水管拡大（⇒）を両側に認める

水管拡大を認め（図 4），前庭水管拡大による難聴であることが判明した．補聴器装用を行い観察となったが，遺伝学的検査で *SLC26A4* 遺伝子複合ヘテロ変異を認め病的バリアントであった．両側前庭水管拡大があり *SLC26A4* 遺伝子の変異も伴っていることから将来的に Pendred 症候群を呈する可能性もあり，聴力変動や難聴の進行の他に，めまい症状の合併や甲状腺腫大を伴ってくる可能性をご家族や本人にも説明を行い，慎重に経過観察を行った．甲状腺については通常は機能に異常を認めないが，甲状腺腫大の出現にも注意し経過観察を行った．小学校，中学校と通常学校に通学していたが，中学入学後，めまい発作が度々出現し，嘔吐，飲水摂食困難，歩行困難，難聴の悪化を認め，繰り返し入院しステロイド投与などの加療を行った．徐々に難聴の進行を認め，幼稚園在籍時には気導平均聴力は両側 63.8 dB の中等度難聴であったが，中学在籍時には右 128.8 dB，左 110 dB で両側重度難聴となり，両側補聴器装用下でも音声言語の聴取は困難となった．CT や遺伝学的検査結果から事前に病態について十分に説明を行っていたため，めまい出現や難聴進行について本人ご家族ともに落ち着いて受け止めることができた．補聴器にて聴取困難であり，めまい発作の度にさらに聴力も悪化することから，14 歳時に右人工内耳挿入，8 か月後に左人工内耳挿入となった．術後はマスク装着下でも音声聴取可能となったが，めまい発作の反復はあり学校は休みがちであった．高校は聾学校へ進学し，その後大学に進学，現在は音声言語を活用し生活できている．

**ケース 4**：経過中に夜盲が出現した両側高度難聴で遺伝学的検査により病態が明らかとなった先天性難聴症例

初診は 1 歳 5 か月，男児．15 年程前に出生の症例で新生児聴覚スクリーニングは未受検．発語がみられず聴力精査となった．ABR で右 105 dB 無反応，左 105 dBnHL（V 波閾値）で，補聴を開始し経過観察となった．補聴器装用下でも 55〜60 dB で発話行動はあるものの明瞭な発語は聞かれず，4 歳時に右人工内耳挿入，8 歳時に左人工内耳挿入となった．構音に不明瞭さがあり，聾学校で教育を受けている．8 歳頃，斜視と遠視で眼科に通院していたが，夜盲が出現し夜間はつかまらないと移動できず，視野狭窄もあり，網膜色素変性症の診断となった．遺伝学的検査は幼児期に施行されていたが，当時の検査では原因となりうる遺伝子の病的バリアントは検出されなかった．最近になって次世代シークエンサーで *PCDH15* 遺伝子複合ヘテロ変異の病的バリアントが確認され，Usher 症候群 1 型を呈する変化であることが判明した．保護者は視覚障害と聴覚障害が関連したものであったことを知り納得されていた．本児が 1 歳頃の時点における遺伝学的検査や人工内耳手術の状況は現在とは異なるが，現在であれば早期に遺伝学的検査を施行し視覚聴覚二重障害を呈す原因が確認されれば，補聴器での補聴効果が不十分な両側高度難聴の場合，早期に人工内耳の検討となる症例と考える．遺伝学的検査の結果を元に，患児の言語発達や音声言語への影響を最低限にできるよう早期に方針を決定できるようになること

は遺伝学的検査の恩恵である.

## まとめ

遺伝学的検査により難聴原因が判明することで,乳児期から将来の難聴進行や合併症出現の可能性,補聴器や人工内耳の有効性,次子や将来の子への影響など,より詳細な臨床情報を得ることができ,個々の難聴児に適した医療的介入を行うことが可能となってきた.遺伝学的検査により小児難聴医療が一段と飛躍したことは間違いない.遺伝学的検査の意義を十分に理解しつつ,一方で遺伝形式によっては片方の保護者のみが心理的負担を強いられることがないよう十分な配慮が必要となることも周知しておくべきである.

### 参考文献

1) 三科 潤:新生児聴覚スクリーニング.日児誌,**108**(12):1449-1452, 2004.
   Summary まだ日本では新生児聴覚スクリーニングが普及していない2004年の論文で,米国での動向や乳幼児期における聴覚や言語発達の観点から全出生児に対する新生児聴覚スクリーニングの重要性について説いている.
2) 山下裕司:聴覚に関わる社会医学的諸問題「新生児聴覚スクリーニングの現状と課題」.Audiol Jpn, **55**:111-117, 2012.
3) 自見はなこ:難聴対策推進議員連盟の取り組みと高齢者の難聴対策について.Audiol Jpn, **65**(5):306, 2022.
4) 厚生労働省ホームページ:令和2年度および令和3年度「新生児聴覚検査の実施状況等について」の調査結果. https://www.mhlw.go.jp/stf/newpage_32451.html
5) Morton CC, Nance WE:Newborn hearing screening—A silent revolution. N Engl J Med, **354**:2151-2164, 2006.
   Summary 先天性難聴の原因について,遺伝性難聴が68%であることを示し,さらに4歳時になると先天性サイトメガロ感染症や*SLC26A4*遺伝子のような遅発性難聴症例が増加することも示した.
6) 宇佐美真一:難聴の遺伝子診断.Audiol Jpn, **54**:44-55, 2011.
   Summary 難聴の遺伝子診断の意義と遺伝カウンセリングの重要性について,具体例を挙げながらわかりやすく解説している.
7) 有本友季子,仲野敦子,黒谷まゆみ ほか:先天性サイトメガロウイルス感染症を認めた当科難聴症例の検討.Audiol Jpn, **60**(5):437, 2017.
8) 日本医療研究開発機構 成育疾患克服等総合研究事業—BIRTHDAY 症候性先天性サイトメガロウイルス感染症を対象としたバルガンシクロビル治療の開発研究班(編):先天性サイトメガロウイルス感染症診療ガイドライン2023.診断と治療社, 2023.
9) 宇佐美真一:難聴遺伝子研究の実用化.Otol Jpn, **31**(4):402-409, 2021.
10) 日本聴覚医学会(編):遺伝性難聴の診療の手引き 2016 年版.金原出版, 2016.
11) 宇佐美真一(編):きこえと遺伝子:難聴の遺伝子診断と遺伝カウンセリング.金原出版, 2006.
12) 宇佐美真一(編):きこえと遺伝子:難聴の遺伝子診断とその社会的貢献.金原出版, 2015.

JAPAN OTOLOGICAL SOCIETY

# 耳科学 ～小さな宇宙を究める～

# 第34回
# 日本耳科学会総会・学術講演会

## 2024年 10/2(水)～5(土)

HP: https://www.congre.co.jp/jos34/index.html

[会 場] ウインクあいち（愛知県産業労働センター）

[会 長] 曾根 三千彦（名古屋大学大学院医学系研究科頭頸部・感覚器外科学耳鼻咽喉科教授）

[学会事務局] 名古屋大学医学部 耳鼻咽喉科学教室
〒466-8550 名古屋市昭和区鶴舞町65 TEL：052-744-2323 FAX：052-744-2325 事務局長：吉田 忠雄

[運営事務局] 株式会社コングレ 中部支社 コンベンション事業本部
〒461-0008 名古屋市東区武平町5-1 名古屋栄ビルディング7階 TEL：052-950-3340 FAX：052-950-3370(代) E-mail：jos34@congre.co.jp

MB ENT, 299：18-23, 2024

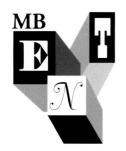

◆特集・知っておきたい耳鼻咽喉科の遺伝性疾患─診断と対応─

# 若年発症型両側性感音難聴

高橋優宏*

**Abstract** 若年発症型両側性感音難聴の診断基準は ① 遅発性，若年発症，② 両側性，③ 原因遺伝子が同定されており，既知の外的要因が除かれているものである．*ACTG1*，*CDH23*，*COCH*，*KCNQ4*，*TECTA*，*TMPRSS3*，*WFS1*，*EYA4*，*MYO6*，*MYO15A*，*POU4F3* 遺伝子の11遺伝子が原因遺伝子として診断基準に示されており，70 dBHL 以上の高度難聴であれば指定難病の申請ができる．中には加齢性難聴と類似の高音急墜型・高音漸傾型感音難聴を呈する遺伝子もあるため，加齢性難聴と診断されている若年発症型両側性感音難聴症例が少なからず存在していると考えられる．一般診療で家族歴を聴取することが，若年発症型両側性感音難聴を疑うポイントとなる．遺伝学的検査によって結果が判明した場合，人工聴覚器手術に対する患者の自律的選択が促され，大きな福音となってきているため，さらに広く活用されることが期待される．

**Key words** 若年発症型両側性感音難聴(juvenile bilateral sensorineural hearing loss)，遅発性発症(late-onset)，遺伝学的検査(genetic test)，指定難病(intractable disease)，加齢性難聴(age-related hearing loss)

## はじめに

1978年，原因不明の感音難聴のうち両側性に難聴が進行する疾患が「特発性両側性感音難聴」と定義された[1]．この特発性両側性感音難聴のうち，加齢性難聴とは明らかに異なる40歳未満の遅発性難聴を発症する原因遺伝子が同定され，厚生労働省難治性聴覚障害に関する調査研究班(宇佐美班)により「若年発症型両側性感音難聴」として診断基準が策定，遅発性内リンパ水腫，アッシャー症候群とともに聴覚障害に関連した疾患として新しい難病医療制度への移行にあたり，2015年指定難病に指定された[2]．若年発症型両側性感音難聴の中には，加齢性難聴と類似の高音急墜型もしくは高音漸傾型感音難聴を呈する遺伝子も存在しているため，一般診療において加齢性難聴と診断されている症例も少なからず存在していると考えられる．本稿では，若年発症型両側性感音難聴を概

説し，一般診療の中で若年発症型両側性感音難聴をどのような患者に疑い，診断を進めていくのか遺伝学的検査の応用例について提示する．

## 若年発症型両側性感音難聴(指定難病304)

診断基準は ① 遅発性，若年発症，② 両側性，③ 原因遺伝子が同定されており，既知の外的要因が除かれているものが若年発症型両側性感音難聴と定義されている[2]．現在までに，若年発症型両側性感音難聴の原因遺伝子として，*ACTG1*，*CDH23*，*COCH*，*KCNQ4*，*TECTA*，*TMPRSS3*，*WFS1*(2015年)，*EYA4*，*MYO6*，*MYO15A*，*POU4F3*(2022年追加)の11遺伝子が診断基準に示されている．以上の診断基準(表1)を満たし，平均聴力レベルが70 dBHL 以上の重症度分類3以上の場合に指定難病と認定され助成対象となる(表2)．

宇佐美らの日本人1万人の遺伝学的検査による

\* Takahashi Masahiro, 〒108-8329 東京都港区三田1-4-3　国際医療福祉大学三田病院耳鼻咽喉科，准教授

特発性両側性感音難聴のうち下記の診断基準に該当する難聴を「若年発症型両側性感音難聴」として指定難病(304)に指定(2015 年)

**＜診断基準＞**
以下の 3 条件を満たす感音難聴である.
1．遅発性かつ若年発症である(40 歳未満の発症).
2．両側性である.
3．遅発性難聴を引き起こす原因遺伝子が同定されており, 既知の外的因子によるものが除かれている.

表 2．若年発症型両側性感音難聴の重症度分類

0：25 dBHL 未満(正常)
1：25 dBHL 以上 40 dBHL 未満(軽度難聴)
2：40 dBHL 以上 70 dBHL 未満(中等度難聴)
3：70 dBHL 以上 90 dBHL 未満(高度難聴)
4：90 dBHL 以上(重度度難聴)
500, 1000, 2000 Hz の平均値で聞こえがよい耳(良聴耳)で判断する.

表 3．11 遺伝子の特徴

| 遺伝子 | 遺伝形式 | 聴力像 | 随伴症状 | 前庭機能 |
|---|---|---|---|---|
| ACTG1 | AD | 高音急墜 | 耳鳴 | 正常 |
| CDH23 | AR | 高音急墜 | 耳鳴 | 正常 |
| COCH | AD | 高音漸傾 | めまい | 低下 |
| KCNQ4 | AD | 高音急墜 | 耳鳴 | 正常 |
| TECTA | AD | 皿 | なし | 正常 |
| TMPRSS3 | AR | 高音急墜 | 耳鳴 | 正常 |
| WFS1 | AD | 低音障害 | 視神経萎縮 | 正常 |
| EYA4 | AD | 水平 | 耳鳴 | 正常 |
| MYO6 | AD | 高音漸傾 | 耳鳴 | 正常 |
| MYO15A | AR | 高音漸傾 | 耳鳴 | 正常 |
| POU4F3 | AD | 高音漸傾 | 耳鳴 | 正常 |

AD：常染色体顕性(優性)遺伝
AR：常染色体潜性(劣性)遺伝

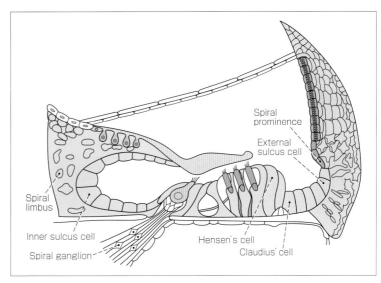

**図 1．**
内耳での EYA4 遺伝子の局在
(文献 7，p.23・文献 9 を元に作図)

と, 明らかな先天性はなく後天性かつ遅発性発症の 4,000 例近くで検査が施行されており, そのうち上記 11 遺伝子が多く見出されている.

11 遺伝子それぞれの特徴(表 3)を大きく遺伝形式と聴力型に分類すると, 常染色体顕性(優性)遺伝(autosomal dominant：AD)形式をとる遺伝子は ACTG1, COCH, KCNQ4, TECTA, WFS1, EYA4, MYO6, POU4F3 の 8 遺伝子で, CDH23, TMPRSS3, MYO15A の 3 遺伝子は常染色体潜性(劣性)遺伝(autosomal recessive：AR)形式をとる. 聴力型は高音急墜型を呈する ACTG1, CDH23, KCNQ4, TMPRSS3, 高音漸傾型を呈する COCH, MYO6, MYO15A, POU4F3, 皿型を呈する TECTA, 低音障害型を呈する WFS1, 水平型を呈する EYA4 に分かれる. 次項で 2022年追加された 4 遺伝子について解説する.

## 2022 年追加された 4 遺伝子
### (EYA4, MYO6, MYO15A, POU4F3)

#### 1．EYA4 遺伝子

EYA4 遺伝子は eye absent ファミリー(脊椎動物や節足動物の様々な器官形成にかかわる転写制御因子)の一つである eye absent 4 というタンパク質をコードし, これは目の正常な発達や, コル

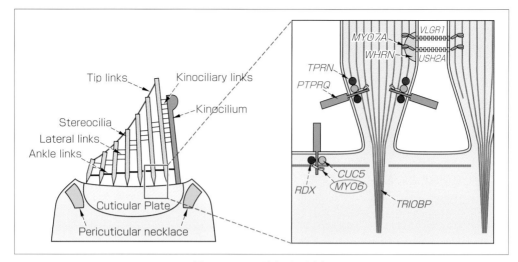

**図 2.** *MYO6* 遺伝子の局在
蝸牛では内・外有毛細胞に局在し，聴毛の基部に多く存在し，
聴毛を支える働きをしている
（文献 7，p.142 を元に作図）

チ器（内耳に存在し，音を感知する部位）の成熟および維持とに必要な働きをもつとされ（図1），変異によってコルチ器やラセン神経節が正常に発達・維持できず難聴になるといわれている．1,336の常染色体優性難聴家族のうち，11の新規 *EYA4* 変異と2つの以前報告された変異が見出された．*EYA4* 変異による難聴の進行率は，0.63 dB/年と考えられている[3]．

### 2．*MYO6* 遺伝子

*MYO6* 遺伝子は蝸牛では内・外有毛細胞に局在し，聴毛の基部に多く存在し，聴毛を支える働きをしており（図2），*MYO6* 遺伝子に変異が生じたモデルマウスでは聴毛の形態異常が認められ，聴毛の機能維持ができなくなることで難聴を引き起こすと考えられている．8,074例の日本人家系において27例の *MYO6* 変異（22例は新規変異）が見出された．推定される難聴の進行は年間 0.57 dBで，40歳以降に限ると年間1.07 dBに加速される[4]．

### 3．*MYO15A* 遺伝子

*MYO15A* 遺伝子は内耳の有毛細胞に分布するミオシン蛋白をコードする遺伝子の一つであるため，変異があると聴毛が短縮しその結果，難聴が生じると考えられている（図3）．AR 症例での *MYO15A* 変異の合計頻度は，6.2%と推定されている．また，早期に重度難聴に至る例多く報告さ

れている[5]．

### 4．*POU4F3* 遺伝子

*POU4F3* 遺伝子は転写因子の *POU4F3* タンパクをコードしている．*POU4F3* タンパクは内耳に存在する有毛細胞に特異的に発現している（図4）タンパクで，有毛細胞を発生，分化，維持させるのに重要な役割を果たしていると考えられている．2,549例の難聴患者から新規12例の *POU4F3* 変異が見出された．進行性難聴を特徴とし，発症年齢と重症度において多様性がみられた．中音域の難聴がもっとも多く，その後に高音漸傾型が続き，約20%で非対称性であった．AD を示す家系でのみ見出され，他の AR または遺伝形式不明家系では変異は検出されていない[6]．

### 症例提示

63歳，男性．20年程前から難聴を自覚し，徐々に進行していた．5年前に一度，補聴器を試してみたが，聞き取りは改善せず放置していた．日常生活に支障が出てきたため精査目的にて当院紹介となった．

【既往歴】 糖尿病
【家族歴】 父・娘，難聴（家系図，図5）
【現　症】 純音聴力検査は高音漸傾型の両側性感音難聴（図6）

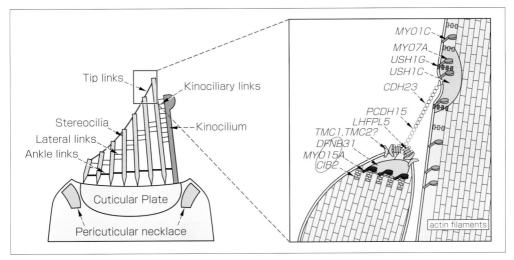

**図 3.** *MYO15A* 遺伝子の局在

*MYO15A* 遺伝子は内耳の有毛細胞に分布するミオシン蛋白をコードする遺伝子の一つ
であるため，変異があると聴毛が短縮しその結果，難聴が生じる
（文献 7，p.138 を元に作図）

**図 4.**

*POU4F3* 遺伝子の局在

*POU4F3* 遺伝子は転写因子の *POU4F3* タ
ンパクをコードしている．*POU4F3* タンパ
クは内耳に存在する有毛細胞に特異的に
発現している
（文献 8 より引用・改変）

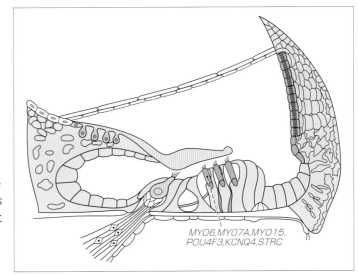

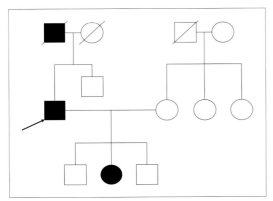

**図 5.** 家系図（→が来談者）

常染色体顕性（優性）遺伝形式が考えられる

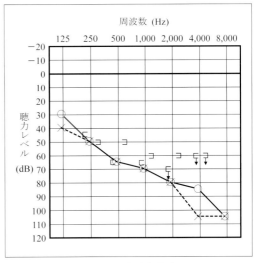

**図 6.** 純音聴力検査

語音聴力検査での最高語音明瞭度は両側とも30％であった．画像検査（CT，MRI）に異常所見は認めなかった．

40歳前の聴力検査結果は確認できなかったが，家系図（図5）より遺伝性難聴（AD）が強く疑われたため遺伝学的検査を施行した．検査結果は*MYO6*ヘテロ接合体変異（c.863_866del:p.K289Rfs）であった．遺伝カウンセリングを，以下のポイントにて実施した．

① 若年発症型で進行性，40歳以降は1.07 dB/年の難聴の進行が加速し，60歳台で高度難聴に至る

② 遺伝形式はADで1/2の確率で遺伝する

③ 内耳性の難聴で，中等度難聴であれば補聴器の装用，高度難聴に至った場合には人工内耳が有効

遺伝カウンセリング実施後，患者本人より人工内耳手術の希望があり，右人工内耳植込み術を施行した．人工内耳装用閾値は30〜35 dB，聴取成績（CI2004）は単音節70％，単語88％，文88％と良好な結果で，術後の患者へのインタビューでは，①遺伝学的検査結果を聞いて原因がはっきりしたので人工内耳手術に前向きになれた．②10人くらいの会食でも会話が聞き取れるようになったとコメントしている．

本症例では遺伝学的検査および難聴遺伝カウンセリングにより，患者の自律的選択が可能となり，結果として人工聴覚器手術を施行し，良好な聞き取りが得られることができた．難聴の病歴，家族歴の詳細な聴取から，難聴遺伝子の遺伝学的検査，さらにその結果によって最終的に人工内耳手術につながっていった好事例である．

## どのような患者に若年発症型両側性難聴を疑うか

一般診療の中で両側性感音難聴は加齢性難聴が主ではあるが，若年発症型感音難聴を疑い遺伝学的検査を勧めるべき症例としては，診断基準以外に提示症例のように家族歴の聴取がもっとも重要である．若年発症型両側性感音難聴の場合，ADが多く家族歴が認められることが多い．このような症例では遺伝学的検査・難聴遺伝カウンセリングによって得られる情報は大きな福音となっており，遺伝学的検査がさらに広く活用されることが期待される．

## おわりに

従来，特発性両側性感音難聴とされていた疾患の中で，新たに若年発症型両側性感音難聴の診断基準が定義され，現在11遺伝子を解析する遺伝学的検査が保険診療で可能になっている．本疾患を疑うためには家族歴の聴取が重要である．原因不明とされてきた患者にとって，難聴の遺伝学的検査およびカウンセリングにより自律的選択が可能となっている．

## 文　献

1) 厚生省特定疾患特発性両側性感音難聴調査研究班報告書（立木班）．1978．

2) 304 若年発症型両側性感音難聴．https://www.mhlw.go.jp/file/06-Seisakujouhou-10900000-Kenkoukyoku/0000101132.pdf

3) Shinagawa J, Moteki H, Nishio SY, et al：Prevalence and clinical features of hearing loss caused by *EYA4* variants. Sci Rep, **10**(1)：3662, 2020.
   Summary 1,336の常染色体優性難聴家族のうち，11の新規*EYA4*変異と2つの以前報告された変異が見出された．*EYA4*変異による難聴の進行率は，この研究および先行研究で0.63 dB/年と考えられた．

4) Oka S, Day TF, Nishio SY, et al：Clinical Characteristics and In Vitro Analysis of *MYO6* Variants Causing Late-onset Progressive Hearing Loss. Genes, **11**(3)：273, 2020.
   Summary 8,074例の日本人家系において27例の*MYO6*変異（22例は新規変異）が見出された．推定される難聴の進行は年間0.57 dBで，40歳以降に限ると，年間1.07 dBに加速されていた．

5) Farjami M, Assadi R, Afzal Javan F, et al：The worldwide frequency of *MYO15A* gene mutations in patients with non-syndromic hearing

loss：A meta-analysis. Iran J Basic Med Sci, **23**(7)：841-848, 2020.

6）Kitano T, Miyagawa M, Nishio SY, et al：*POU4F3* mutation screening in Japanese hearing loss patients：Massively parallel DNA sequencing-based analysis identified novel variants associated with autosomal dominant hearing loss. Plos One, **12**(5)：e0177636, 2017.

Summary　2,549 例の難聴患者から新規 12 例の *POU4F3* 変異が見出された．進行性難聴を特徴とし，発症年齢と重症度において多様性がみられた．中音域の難聴がもっとも多く，その後に高音漸傾型が続き，約 20％で非対称性であった．

7）宇佐美真一（編著）：きこえと遺伝子（改訂第 2 版）　難聴の遺伝子診断とその社会的貢献．金原出版, 2015.

8）宇佐美真一（編）：きこえと遺伝子　難聴の遺伝子診断と遺伝カウンセリング．金原出版, 2006.

9）Nishio SY, Hattori M, Moteki H, et al：Gene expression profiles of the cochlea and vestibular endorgans：localization and function of genes causing deafness. Ann Otol Rhinol Laryngol, **124**：6S-48S, 2015.

MB ENT, 299：24-30, 2024

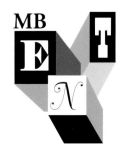

◆特集・知っておきたい耳鼻咽喉科の遺伝性疾患—診断と対応—

# 症候群性遺伝性難聴

吉村豪兼*

**Abstract**　「症候群性難聴」は外耳奇形や他臓器の奇形，もしくは臨床症状を呈する難聴と定義され，一方で「非症候群性難聴」は難聴以外の症候をもたない場合とされている．先天性難聴における遺伝性難聴のうち，30%が症候群性，70%が非症候群性と報告され，2023年4月時点でOMIM(Online Mendelian Inheritance in Man)に登録されている症候群性難聴は600を超える．その多くは遺伝性難聴であり，正確な診断や他の随伴症状の予測を行うためにも遺伝学的検査は重要である．また，症候群性難聴は随伴症状が多様であるが，通常の診察でも指摘できる所見も多い．一方，難聴以外の随伴症状が後に認められるケースも少なくなく，一見非症候群性難聴であっても，耳以外の合併症の出現に留意して経過観察することが大切である．本稿では症候群性難聴の中でも頻度の高い疾患および頻度は低いものの見逃すべきでない疾患につき概説する．

**Key words**　症候群性難聴(syndromic hearing loss)，遺伝学的検査(genetic testing)，随伴症状(associated condition)

　知っておくべき症候群性難聴を表1にまとめた．本稿では中でも頻度や臨床症状の観点から特に重要と思われる9疾患について解説する．

## Usher症候群

　Usher症候群(指定難病303)は感音難聴に網膜色素変性症を伴い視覚聴覚二重障害を呈する遺伝性疾患の代表であり，臨床症状に応じてタイプ1~3に分類される．

　**タイプ1**：先天性の高度~重度難聴を呈し，両側前庭機能障害を伴う例が多く，視覚症状は10歳前後より生じる．

　**タイプ2**：先天性の高音障害型難聴を呈し，ほとんどが非進行性である．夜盲や視野狭窄などの視覚症状は思春期以降に生じ，前庭機能は正常である例が多い．

　**タイプ3**：進行性の感音難聴がみられ，平衡機能障害の有無と網膜色素変性症の発症時期に個人差がある．

　遺伝形式はすべて常染色体潜性(劣性)であり，

いずれのタイプにおいても原因遺伝子が同定されている．タイプ1は*MYO7A*, *USH1C*, *CDH23*, *PCDH15*, *USH1G*であり，タイプ2は*USH2A*, *ADGRV1*, *WHRN*，タイプ3では*CLRN1*が報告されている(タイプ2では*CIB2*，タイプ3では*HARS*も原因遺伝子とする報告もあるがcontroversialであり除外)．Usher症候群の頻度は本邦からの報告を含めて10万人あたり0.4~6.2人とばらつきがある．タイプ別の頻度においても報告により差はあるが，本邦も含めてタイプ2がもっとも頻度が高いとする結果が多い．本邦ではタイプ1では*MYO7A*, *CDH23*遺伝子に病的バリアントが同定される例が多く，タイプ2では*USH2A*遺伝子が原因である例がほとんどである．Usher症候群の原因遺伝子のうち，*MYO7A*・*CDH23*・*PCDH15*遺伝子は非症候群性難聴の原因遺伝子でもあり，*CDH23*と*PCDH15*遺伝子については truncating variant で Usher 症候群，non-truncating variant であれば非症候群性難聴を呈するという genotype-phenotype correlation

* Yoshimura Hidekane，〒390-8621 長野県松本市旭3-1-1　信州大学医学部耳鼻咽喉科頭頸部外科，講師

表 1. 知っておくべき症候群性難聴

| 疾患名(50 音順) | 頻度 | 分類 | 原因遺伝子と遺伝形式 | 難聴の臨床像 | 随伴症状 |
|---|---|---|---|---|---|
| Usher 症候群 | 0.4〜6.2：100,000 | タイプ 1 | *MYO7A, USH1C, CDH23, PCDH15, USH1G*(いずれも AR) | 先天性高度〜重度難聴 | 網膜色素変性症，前庭機能障害 |
| | | タイプ 2 | *USH2A, ADGRV1, WHRN* (いずれも AR) | 先天性高音障害型難聴 | 網膜色素変性症 |
| | | タイプ 3 | *CLRN1*(いずれも AR) | 進行性難聴 | 網膜色素変性症，前庭機能障害 |
| Alport 症候群 | 1：5,000 | | *COL4A3*(AD/AR)，*COL4A4* (AD/AR)，*COL4A5*(X 連鎖) | 進行性難聴 | 腎不全，眼合併症(白内障・円錐水晶体など) |
| 鰓耳腎症候群 (branchio-oto-renal syndrome) | 1：40,000 | | *EYA1*(AD)，*SIX1*(AD)，*SIX5* (AD)，*SALL1*(AD) | 軽度〜重度難聴 (伝音性・感音性・混合性) | 鰓原性奇形(耳瘻孔・頸瘻・耳介奇形など) |
| Jervell and Lange-Nielsen 症候群 | 1：200,000 | | *KCNQ1*(AR)，*KCNE1*(AR) | 先天性高度〜重度難聴 | QT 延長症候群 |
| Stickler 症候群 | 1：7,500-9,000 | | *COL2A1*(AD)，*COL11A1* (AD)，*COL11A2*(AD/AR)，*COL9A1*(AR)，*COL9A2* (AR)，*COL9A3*(AR). | 高音障害型難聴 (伝音性・感音性) | 小顎症・顔面中部低形成，口蓋裂<br><br>眼合併症(近視・網膜剝離)，関節炎 |
| CHARGE 症候群 | 1：8,500-10,000 | | *CHD7*(AD)，*SEMA3E*(AD) | 伝音性・感音性・混合性難聴 | コロボーマ(網膜の部分欠損)，心奇形<br><br>後鼻孔閉鎖，成長・発達障害，外陰部低形成，耳介奇形 |
| Treacher Collins 症候群 | 1：50,000 | | *TCOF1*(AD)，*POLR1D*(AD/AR)，*POLR1C*(AD/AR) | 伝音難聴 | 頬骨低形成，小顎症，外耳奇形，下眼瞼欠損，下睫毛欠損 |
| 難聴-不妊症候群 (deafness-infertility syndrome) | NA | | *STRC & CATSPER2*(AR) | 先天性軽度〜中等度難聴 | (男性の場合)不妊 |
| Van der Hoeve 症候群 | 1：10,000-20,000 (骨形成不全症の頻度) | | *COL1A1*(AD)，*COL1A2* (AD) | 伝音性・感音性・混合性難聴 | 易骨折性・青色強膜 |
| Pendred 症候群 | 1：10,000-13,000 | | *SLC26A4*(AR)，*FOXI1*(AR)，*KCNJ10*(AR) | 軽度〜重度難聴 | 甲状腺腫 |
| ミトコンドリア病 (ミトコンドリア遺伝子 3243 A＞G) | NA | | *m.3243A＞G* | 高音障害型〜重度難聴 | 糖尿病 |
| Waardenburg 症候群 | 1：40,000 | タイプ 1 | *PAX3*(AD)，*MITF*(AD) | 軽度〜重度難聴 (いずれのタイプも) | 色素異常(毛髪・皮膚・虹彩など)，内眼角開離，鼻根部過形成 |
| | | タイプ 2 | *SNAI2*(AR)，*SOX10*(AD) | | 色素異常(毛髪・皮膚・虹彩など) |
| | | タイプ 3 | *PAX3*(AD) | | 色素異常(毛髪・皮膚・虹彩など)，内眼角開離，上肢の奇形 |
| | | タイプ 4 | *EDNRB*(AD/AR)，*EDN3* (AD/AR)，*SOX10*(AD) | | 色素異常(毛髪・皮膚・虹彩など)，Hirschsprung 病 |

*AR：常染色体潜性(劣性)遺伝形式，AD：常染色体顕性(優性)遺伝形式

(遺伝子型・表現型相関)が知られている．また，*USH2A* 遺伝子は非症候群性の網膜色素変性症の原因にもなるため，以上 4 つの遺伝子はスペクトラムをもった疾患を示すといえる．

タイプ 1・2 ともに難聴は先天性である一方で，夜盲をはじめとした視覚症状は遅発性にみられる

ため，幼少期の表現型では非症候群性難聴となる．すなわち，新生児聴覚スクリーニング検査を契機に診断された難聴児に Usher 症候群例が含まれている可能性を念頭に置くべきである．また，遺伝学的検査によって視覚症状の出現前に Usher 症候群が疑われる例もあり，遺伝カウンセリング

の際の家族への説明や患児のフォローアップには特別な配慮が必要である．今後 Usher 症候群の原因遺伝子に対する遺伝学的検査が保険収載された場合には，このようなケースが増加するものと思われ，慎重な対応が求められる．

治療としては，タイプ1では先天性高度～重度難聴であるため人工内耳の適応となり，タイプ2では先天性の高音障害型難聴を呈するため，難聴の程度に応じて補聴器での治療となる．非進行性がほとんどであるが，進行した例も報告されていることから定期的なフォローアップが重要である．

### Alport 症候群

Alport 症候群(指定難病218)は腎糸球体・内耳・角膜の基底膜構成成分であるⅣ型コラーゲンの異常により発症し，進行性の腎機能障害や感音難聴・眼合併症(白内障や円錐水晶体など)を特徴とする遺伝性疾患である．有病率は5,000人に1人とされる．遺伝形式と原因遺伝子はX染色体連鎖型(*COL4A5*)，常染色体顕性(優性)遺伝形式(*COL4A3・COL4A4*)，常染色体潜性(劣性)遺伝形式(*COL4A3・COL4A4*)と様々であるが，頻度はそれぞれ80%，5%，15%と報告されている．もっとも頻度の高いX連鎖型において男性はX染色体を1本しかもたないため，ヘミ接合体変異となり重症，女性はヘテロ接合体となり軽症となる．X連鎖型の男性患者では末期腎不全に至る年齢の中央値が35歳とされるが，truncating variant か non-truncating variant かによって予後が異なり(truncating variant はより予後不良)，genotype-phenotype correlation が明らかとなっている．さらに，X連鎖型男性患者において約10～15%は *de novo* 変異が同定され，常染色体潜性(劣性)の遺伝形式も存在するため，Alport 症候群では家族歴が聴取されない場合も少なくない．

現時点で根治的治療は存在しないが，RAS阻害薬やSGLT2阻害薬の治療効果が期待されている．難聴は学童期以降に両側性感音難聴を認め，高音障害型難聴から始まり，次第に進行する場合が一般的である．よって，新生児聴覚スクリーニングは通常パスする．X連鎖型の男性患者において30歳までにnon-truncating variantであれば約6割，truncating variant であれば約9割に難聴がみられ，女性患者では頻度が低くなり，難聴を認めない例も存在する．通常本疾患で耳鼻咽喉科を受診する場合は血尿や蛋白尿を契機に腎病変に関して診断された後に内科より紹介されるケースが多いと思われる．難聴を認めた場合は進行する可能性を考慮してフォローアップし，難聴の程度に応じて補聴器による治療介入を検討する必要があるが，初回診察時に難聴を認めない例においても経過観察，もしくは今後難聴がみられる可能性につき説明することが重要である．進行例においても一般的に中等度難聴に留まり，人工内耳に至る例は少ないとされる．

### 鰓耳腎症候群
### (branchio-oto-renal syndrome：BOR syndrome)

鰓耳腎症候群(指定難病190)は難聴，鰓原性奇形(耳瘻孔(図 1-A)・頸瘻(図 1-B)・耳介奇形など)，腎尿路奇形を呈し，表現型は極めて多岐にわたる．頻度は4万人に1人程度とされる．一般的に知的発達は正常とされる．腎障害は末期腎不全へ進行するケースも存在する．腎奇形がみられない鰓耳症候群(branchiootic syndrome)と合わせて，branchiootorenal spectrum disorder と表記されることもある．常染色体顕性(優性)遺伝形式をとる遺伝性疾患であるが，同一家系内においても臨床症状は様々であるため，発端者の診断後に血縁者が本症と診断されるケースも少なくなく，一見孤発例にみえることもある．

原因遺伝子は *EYA1*，*SIX1*，*SIX5*，*SALL1* が知られているが，鰓耳腎症候群例のうち，約4割で *EYA1* 遺伝子が原因であり，他の原因遺伝子で病的バリアントが同定されるのは稀である．*EYA1* 遺伝子は腎臓と第2鰓弓で発現し，両者の発生に関与しているため3主徴が同時に認められる．難聴は9割以上と高率に認められ，外耳・中

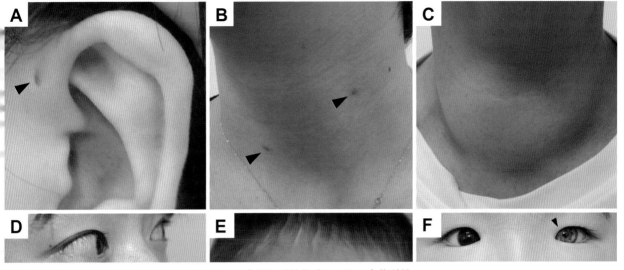

**図 1.** 各症候群性難聴における身体所見
A・B：鰓耳腎症候群でみられる耳瘻孔(A)と頸瘻(B)
C：Pendred 症候群で合併する甲状腺腫
D：Van der Hoeve 症候群でみられる青色強膜
E・F：Warrdenburg 症候群でみられる白色の前髪(E)と虹彩異色・内眼角開離(F)

耳・内耳の奇形の程度に応じて伝音性・感音性・混合性と様々であるが，混合性を呈することが約5割と比較的多い．非進行性であることが約7割であるが，前庭水管拡大を伴う場合には進行することもあり，注意が必要である．難聴の程度も軽度〜重度と様々である．外耳・中耳奇形に対する外耳道形成や鼓室形成術による聴力改善は多発奇形のため困難なことが多く，補聴による対症療法がメインとなるが，高度〜重度難聴例の場合は人工内耳の適応となることもある．先天性難聴に耳瘻孔を伴い知的障害が明らかでない場合は本症を疑い，腎尿路系の評価が必要である．

## Treacher Collins 症候群

Treacher Collins 症候群は左右対称性の頬骨および下顎骨の低形成，眼瞼裂斜下，小顎，外耳奇形などを特徴とし，各臨床症状はいずれも生下時より認めるが，出現頻度は様々である．原因遺伝子は *TCOF1*，*POLR1D*，*POLR1C* が知られており，本症候群の97%で病的バリアントが同定される．*TCOF1* 遺伝子は常染色体顕性(優性)遺伝形式をとる一方で，*POLR1D* 遺伝子と *POLR1C* 遺伝子は常染色体顕性(優性)遺伝形式と常染色体潜性(劣性)遺伝形式のいずれも報告されている．

症状と重症度は幅があるため，治療は個々のニーズに応じたものとなる．難聴は約半数で認められ，伝音難聴を呈する．主に外耳道閉鎖や耳小骨奇形によるものであり，内耳は正常であることがほとんどである．聴力改善目的の治療は骨導補聴器や鼓室形成術だけでなく，聴力レベルに応じて骨固定型補聴器(Baha®)や骨導インプラント(BONEBRIDGE®)などの人工聴覚器も選択肢となる．Baha® や BONEBRIDGE® は従来の骨導補聴器と比較して皮膚への強い圧着が不要であるため装用感に優れており，また奇形が強く鼓室形成術が困難な症例に対しても適応となることが多い．しかし，いずれの人工聴覚器も側頭骨へデバイスを植込む手術が必要であり，特に小児例では事前に CT にて十分な骨の厚みがあるかの確認が必須であり，また植込む場所についても術前のシミュレーションが重要となる．

## 難聴−不妊症候群
## (deafness-infertility syndrome)

難聴−不妊症候群は難聴と男性不妊を呈し，常染色体潜性(劣性)遺伝形式をとる遺伝性疾患である．原因は *STRC* と *CATSPER2* の2つの遺伝子を含む 15q15.3 領域のコピー数変化(copy number variation：CNV）により，いずれの遺伝子も欠失することである．STRC 遺伝子は外有毛細胞の聴毛分化にかかわる蛋白をコードしており，2 copy loss により先天性の軽度〜中等度難聴を呈する．諸外国では先天性の軽度〜中等度難聴の原因遺伝子としてもっとも頻度が高いと報告されている．本邦においても 2022 年 9 月より STRC 遺伝子の CNV 検査が先天性難聴における遺伝子解析の検査項目に追加され，今後新生児聴覚スクリーニングを契機に診断された難聴例において「STRC 遺伝子による難聴」と診断される割合が増加することが予想される．

難聴は非進行性であることが知られており，治療は難聴の程度に応じて補聴器による介入が選択肢となる．CATSPER2 遺伝子は精子形成に関与しており，男性患者の場合は 2 copy loss により精子の運動能が低下し，不妊の原因となる．しかし，顕微授精などの体外受精が有効であることが報告されており，遺伝カウンセリングの際の重要な情報となる．女性患者では非症候群性難聴の表現型をとるが，発端者の両親が次子を検討している場合もあり，慎重なカウンセリングが求められる．

## Van der Hoeve 症候群

Van der Hoeve 症候群は難聴・易骨折性・青色強膜の 3 主徴を呈する疾患であり，本邦でも用いられている名称であるが，諸外国では "Van der Hoeve syndrome" として区別されることは少なく，骨の脆弱性や易骨折性を特徴とする "骨形成不全症（osteogenesis imperfecta：OI）" の臨床症状の一つとして難聴が取り上げられている．OI の頻度は 1〜2 万人に 1 人とされ，結合組織の主要な成分である I 型コラーゲンをコードする COL1A1 遺伝子と COL1A2 遺伝子が原因となる場合がほとんどであり，常染色体顕性（優性）遺伝形式をとる．OI は近年多くのサブタイプに分類されているが，COL1A1 遺伝子と COL1A2 遺伝子のバリアントが原因となる OI は I 〜IV型に分類され，Van der Hoeve 症候群はもっとも症状が軽度である I

型の一つとされている．骨折は小児期に多く軽い外傷でも生じるが，年齢とともに頻度が低くなることが特徴である．青色強膜（図 1-D）は強膜のコラーゲン線維が菲薄化することによりみられる症状であるが，視力には影響がないため治療は不要であることが多い．

難聴は伝音・感音・混合性のいずれの場合もあるが，伝音難聴の場合がもっとも多い．耳硬化症，もしくは蝸牛型耳硬化症に類似した側頭骨病変を呈し，前者であればアブミ骨手術が，後者の場合は聴力レベルに応じて補聴器，または人工内耳が選択肢となり，それぞれ有用性が報告されている．

## Pendred 症候群

Pendred 症候群は，難聴に甲状腺腫（図 1-C）を合併する常染色体潜性（劣性）遺伝形式をとる疾患である．原因遺伝子である SLC26A4 遺伝子は甲状腺，内耳，腎臓に発現しており，Pendred 症候群例の少なくとも半数で SLC26A4 遺伝子の病的バリアントがホモ接合体，もしくはコンパウンドヘテロ接合体で同定される．また SLC26A4 遺伝子変異と FOXI1，もしくは KCNJ10 遺伝子変異の double heterozygosity（二重ヘテロ接合）が原因となる例も報告されている．SLC26A4 遺伝子は前庭水管拡大を伴う非症候群性難聴の原因遺伝子としても知られているが，これまで genotype-phenotype correlation は明らかとなっておらず，Pendred 症候群と非症候群性難聴は甲状腺腫を伴うかどうか，という臨床症状で区別される．

Pendred 症候群の頻度は 10,000〜13,000 人に 1 人とされ，難聴は前庭水管拡大を伴う非症候群性難聴と同じく，多くが先天性，あるいは言語習得期前に発症し，高度〜重度難聴を呈するが，軽度〜中等度難聴で進行や変動する場合も少なくない．急性増悪する場合も多く，エビデンスのある対応はないが，急性難聴に準じて治療されることが多いと思われる．軽快と増悪を繰り返すことも多く，対応に難渋するケースも少なくない．オージオグラムは低音部に気骨導差を認め，前庭水管

拡大に伴う third window effect によるものと考えられている．CT 所見では前庭水管拡大に加え，頂回転〜中回転の骨性隔壁と頂回転の蝸牛軸が欠損するという，incomplete partition type Ⅱ（Mondini 奇形）を認めることが多い．治療は難聴の程度に応じて，補聴器，もしくは人工内耳が選択される．人工内耳手術となる場合は蝸牛開窓時に外リンパ液の流出が通常よりも多い（脳脊髄液の噴出，いわゆる CSF gusher ではない）が，電極挿入の難易度は決して高くない．Incomplete partition type Ⅱでは蝸牛のアウトラインは正常と同様であるが，前述した内耳奇形があるため人工内耳インプラントの電極の長さは術前に検討しておく必要がある．また前庭機能障害を呈し，めまい発作を繰り返すことが多く，聴力の変化と随伴して生じることも多い．甲状腺腫は 10 歳以降で発症することが多く，一部の症例では甲状腺機能低下を伴うため，内科医による定期的な評価が必要である．

## ミトコンドリア病

ミトコンドリア病は，一般的に核 DNA のバリアントが原因となる場合とミトコンドリア DNA のバリアントが原因の場合がある．そのうち，難聴の原因となるミトコンドリア DNA のバリアントでもっとも頻度の高いものは非症候群性難聴を呈する m.1555A＞G である．症候群性難聴では，MELAS（Mitochondrial encephalomyopathy with lactic acidosis and stroke-like episodes）の原因となる m.3243A＞G，MIDD（maternally inherited diabetes and deafness）の原因となる m.8296A＞G や m.14709T＞C，MERRF（myoclonic epilepsy with ragged red fibers）の原因となる m.8344A＞G などがあるが，中でも m.3243A＞G は症候群性難聴の原因の頻度がもっとも高い．m.1555A＞G は一部例外があるものの基本的にはホモプラスミー（病的バリアントがみられるミトコンドリアのみ）であるとされるが，m.3243A＞G は病的バリアントがみられるミトコンドリアと野生型ミトコンドリアが混在するヘテロプラスミーの割合が問題である．保険収載されている「先天性難聴の遺伝子解析」による結果において報告されるヘテロプラスミーの割合は末梢血における結果であるが，一般的にヘテロプラスミーの割合は臓器別に異なるため，内耳におけるヘテロプラスミーの割合とは異なる可能性があることには注意が必要である．ヘテロプラスミーは一定の割合以上になると臨床症状が発症するといわれており，m.3243A＞G は脳卒中様症状を伴う MELAS や糖尿病を合併した難聴例，また非症候群性難聴例においても同定され，幅広い疾患スペクトラムの原因となる．m.1555A＞G と同様に母系遺伝形式をとるが，同一家系内でも臨床症状は異なることが多く，丁寧な家族歴聴取が必要となる．

難聴は成人発症の両側高音障害型感音難聴を示し，進行性であることが多い．聴力レベルに応じて補聴器，もしくは人工内耳による介入が有効であるが，本バリアントによる糖尿病はコントロール不良であるケースも少なくなく，周術期の血糖コントロールは重要である．母系遺伝形式の難聴が疑われ，かつ家系内に糖尿病の罹患者がみられる場合にはこの遺伝子バリアントの関与を疑い，2024 年 1 月時点では難聴が成人発症であっても本バリアントが検査対象に含まれる「先天性難聴の遺伝子解析」を実施することも選択肢と考えられる．

## Waardenburg 症候群

Waardenburg 症候群は難聴に毛髪・皮膚・虹彩などの色素異常症を呈する疾患であり，他の随伴症状によって 4 つのタイプに分類され，それぞれに原因遺伝子が報告されている．頻度は全体で 4 万人に 1 人とされ，常染色体顕性（優性）遺伝形式をとる症候群性難聴の中でもっとも頻度が高い（2 番目は鰓耳腎症候群）．

**タイプ 1**：*PAX3*，もしくは *MITF* 遺伝子変異による常染色体顕性（優性）遺伝形式であり，随伴症状として内眼角開離や鼻根部過形成（突出した鼻根）がある．

**タイプ 2**：随伴症状がみられず，*SNAI2* 遺伝子

変異による常染色体潜性(劣性)遺伝，もしくは *SOX10* 遺伝子変異による常染色体顕性(優性)遺伝が知られている．

**タイプ3**：タイプ1と同様に *PAX3* 遺伝子変異による常染色体顕性(優性)遺伝形式で，内眼角開離に加え，上肢の奇形(筋骨格の低形成，拘縮や合指症など)がみられる．

**タイプ4**：*EDNRB*，*EDN3*，*SOX10* 遺伝子が原因で主に常染色体顕性(優性)遺伝形式であるが *EDNRB* と *EDN3* は常染色体潜性(劣性)遺伝形式も認め，臨床症状としては腸閉塞の原因にもなる Hirschsprung 病を高頻度に合併する．

大部分がタイプ1と2であり，タイプ3と4は比較的で稀である．難聴は軽度〜重度まで様々であり，両側性が多いが，一側性難聴を呈する場合もある．後述する虹彩異色も一側性であることが少なくなく，遺伝性疾患でありながら表現型が左右非対称となりうる疾患の一つである．

治療は難聴の程度に応じて，補聴器や人工内耳が選択肢となる．色素異常症の中で，毛髪は特に白色の前髪(図1-E)や早期(30歳前)の白髪化が特徴である．虹彩は鮮やかな青色を呈する(図1-F)ことがあり，皮膚では部分白子症などがみられる．

## おわりに

従来，症候群性難聴はすでに認められている臨床症状を元に診断されてきたが，近年の遺伝学的検査の進歩に伴い，臨床的には非症候群性難聴であっても遺伝子診断によって随伴症状の出現前に症候群性難聴の可能性を指摘できるようになってきた．2024年1月時点では保険収載されている遺伝学的検査で対象となる症候群性難聴の原因遺伝子はわずかであるが，今後のアップデートによって遺伝学的側面からの診察がより重要になってくると思われる．

## 文　献

1) Shearer AE, Hildebrand MS, Schaefer AM, et al：Genetic Hearing Loss Overview. 1999 Feb 14 [Updated 2023 Apr 27]. In：Adam MP, Mirzaa GM, Pagon RA, et al, editors. GeneReviews® [Internet]. Seattle(WA)：University of Washington, Seattle；1993-2023. Available from：https://www.ncbi.nlm.nih.gov/books/NBK1434/

2) 宇佐美真一：きこえと遺伝子　難聴の遺伝子診断とその社会的貢献(改訂第2版)．金原出版, 2015.

3) Yoshimura H, Iwasaki S, Nishio SY, et al：Massively parallel DNA sequencing facilitates diagnosis of patients with Usher syndrome type 1. PLoS One, 9(3)：e90688, 2014. PMID：24618850.

4) Yoshimura H, Nishio SY, Isaka Y, et al：Interactable Hearing Disorder Consortium. A nationwide epidemiologic, clinical, genetic study of Usher syndrome in Japan. Acta Otolaryngol, 141(9)：841-846, 2021. PMID：34452594.

5) Boeckhaus J, Strenzke N, Storz C, et al：On Behalf Of The Gpn Study Group, Early Pro-Tect Alport Investigators：Characterization of Sensorineural Hearing Loss in Children with Alport Syndrome. Life(Basel), 10(12)：360, 2020. PMID：33352923.

6) Marom R, Rabenhorst BM, Morello R：Osteogenesis imperfecta：an update on clinical features and therapies. Eur J Endocrinol, 183(4)：R95-R106, 2020. doi：10.1530/EJE-20-0299. PMID：32621590；PMCID：PMC7694877.

7) Ideura M, Nishio SY, Moteki H, et al：Comprehensive analysis of syndromic hearing loss patients in Japan. Sci Rep, 9(1)：11976, 2019. PMID：31427586.
Summary 日本人140人の症候群性難聴患者を対象に原因遺伝子解析を実施し，各症候群の原因遺伝子の同定頻度やバリアントの詳細が報告されている．

8) Usami SI, Nishio SY：The genetic etiology of hearing loss in Japan revealed by the social health insurance-based genetic testing of 10 K patients. Hum Genet, 141(3-4)：665-681, 2022. PMID：34599366.

9) Sloan-Heggen CM, Bierer AO, Shearer AE, et al：Comprehensive genetic testing in the clinical evaluation of 1119 patients with hearing loss. Hum Genet, 135(4)：441-450, 2016. PMID：26969326.

MB ENT, 299：31-39, 2024

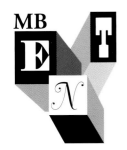

◆特集・知っておきたい耳鼻咽喉科の遺伝性疾患―診断と対応―

# 線毛機能不全症候群

竹内万彦*

**Abstract** 線毛機能不全症候群(primary ciliary dyskinesia：PCD)は，線毛に関連する遺伝子のバリアントにより生じる遺伝性疾患であり，ほとんどが常染色体潜性遺伝形式をとる．最近の報告では 7,500 人に 1 人の有病率とされている．PCD の症状は年齢によって異なる．出産前ではエコーで内臓逆位や内臓錯位が確認できる．一般に内臓全逆位のおよそ 1/4 は PCD であるとされている．新生児期では正期産で出生した PCD 患者の約 75%は新生児呼吸窮迫を呈する．日齢 0 から鼻漏がみられる場合は PCD が疑われる．高頻度に多呼吸，咳嗽，肺炎をきたし画像で無気肺を認め NICU にて管理されることも多い．小児では肺炎を繰り返すことも多く，画像上無気肺を呈することもある．小児期以降では慢性湿性咳嗽が特徴である．成人では，気管支拡張症，細気管支炎，不妊などの症状を呈する．診断は ① 鼻腔一酸化窒素産生量の測定，② 運動線毛の電子顕微鏡検査，線毛の免疫蛍光顕微鏡検査，高速ビデオカメラによる線毛運動の観察，③ 遺伝学的検査などによる．診断後の説明とカウンセリングも極めて大切である．

**Key words** 湿性咳嗽(productive cough)，内臓逆位(situs inversus)，慢性鼻副鼻腔炎 (chronic rhinosinusitis)，滲出性中耳炎(otitis media with effusion)，新生児呼吸窮迫(neonatal respiratory distress)

## はじめに

線毛機能不全症候群(primary ciliary dyskinesia：PCD)は，線毛に関連する遺伝子のバリアントにより生じる遺伝性疾患である．その遺伝子によってコードされる蛋白の欠失や異常が生じ，線毛機能の異常，粘液線毛輸送機能低下が生じる．その結果，慢性鼻副鼻腔炎，滲出性中耳炎，下気道疾患などの臨床症状を呈する．

多くは常染色体潜性遺伝し，その頻度はこれまでは約 2 万人に 1 人の罹患とされていたが，近年 7,500 人に 1 人の有病率との報告[1]がみられる．しかし，本邦で診断される患者数は多くない．本症の診断困難の理由には次が挙げられる．

・原因となる遺伝子が 50 以上あり[2]，民族により主要な原因遺伝子が異なる．本邦の PCD の原因は，*DRC1* のホモの欠失がもっとも多い[3]．

・本症の約 3 割は電子顕微鏡で正常構造を呈する．

・診断が可能な施設が限られる．

・臨床症状は年齢によって異なる[4]．

・長引く湿性咳嗽が特徴だが，咳嗽は本症に特異的ではない．

本稿では，年齢による症状の特徴を概説したうえで，一般診療の中でどのような患者に本疾患を疑って診断を進めるかについて述べる．

## 年齢による症状の特徴

PCD の症状は年齢によって異なる[4]．それぞれの時期に出現する症状や所見が異なることに留意し，本症を疑うことが重要である．年齢別に症状の特徴を列記する．

* Takeuchi Kazuhiko，〒514-8507 三重県津市江戸橋 2-174　三重大学大学院医学系研究科耳鼻咽喉・頭頸部外科，教授

1．出産前には，エコーで内臓逆位や内臓錯位が確認できる．内臓全逆位のおよそ1/4はPCDであるとされている[5]．なお，PCD全体に占める内臓逆位の割合は欧米では約半数といわれているが，本邦では少なく，およそ1/4の症例に内臓逆位がみられると考えられている[6]．

2．新生児期には，正期産で出生したPCD患者の約75%は新生児呼吸窮迫を呈し，数日〜数週間の酸素投与を要する[7][8]．日齢0から鼻漏がみられる場合はPCDが疑われる．高頻度に多呼吸，咳嗽，肺炎をきたし画像で無気肺を認めNICUにて管理されることも多い．

3．小児期では慢性湿性咳嗽が特徴である．肺炎を繰り返すことも多く，画像上無気肺を呈することもある．喘息と誤診されることもあり，喘息の薬剤が有効でなく，気道可逆性試験で陰性であればPCDを疑う[9]．粘膿性鼻漏を特徴とする慢性副鼻腔炎や両側の滲出性中耳炎も高率にみられる．

4．思春期でも湿性咳嗽が特徴だが，画像上気管支拡張症が明らかとなることが多く，呼吸機能検査で閉塞性障害がみられるようになる[7]．

5．成人になると気管支拡張症がほぼすべての症例に認められるようになる[2]．病変分布では中葉舌区，下葉に多いことが知られている．また，CT所見では，細気管支炎の所見の頻度が高い[2]．男性ではおよそ半数に不妊がみられ，女性では子宮外妊娠，低妊孕率が特徴とされる．

## 診断の進め方

### 1．予測スコアリングシステム

PCDを予測する簡便なスコアとしてPICA-DARスコア[10]が知られている．これは慢性湿性咳嗽がみられることが前提であり，次の7つの質問からなる．2〜7の質問については，「はい」であればそれぞれ括弧内の点数を与える．

1．早産でしたか，満期産でしたか？（満期産なら2点，そうでなければ0点）

2．新生児期に多呼吸，咳嗽，肺炎などがありましたか？（2点）

3．NICUに入室しましたか？（2点）

4．内臓逆位か臓器の位置異常がありますか？（4点）

5．先天性心疾患がありますか？（2点）

6．1年を通して持続する鼻炎がありますか？（1点）

7．滲出性中耳炎，難聴，鼓膜穿孔のどれかがありますか？（1点）

7つの質問の答えの代数和によりPCDの確からしさが予測できる．PCDである確率はスコア6点で24%であり[10]，精査を行う指標となる．

36症例でPICADARスコアを検討したところ，スコアは3点から満点の14点まで分布し，平均は7.3点であった[6]．内臓逆位のある症例ではない症例に比べて有意に点数は高かった（平均は10.2点対5.8点）．各項目別に陽性率を検討すると，満期産の出生と鼻炎が92%と高く，中耳炎が75%，新生児期の呼吸器症状は67%，NICUは50%，内臓逆位は33%，心奇形は5.6%であった[6]．

成人では，自分の出生の時期の情報がわからないことも少なくない．Modified PICADARスコア[11]はPICADARスコアにある満期産やNICUへの入室などの項目のないスコアリングの方法である．これによると2点以上で感度1.00，特異度0.89でPCDの予測ができるとされている．

### 2．臨床的特徴

PCDの2/3の症例では，新生児期に呼吸障害を呈し，日齢0から鼻漏があることも多い．年長児では長引く湿性咳嗽が特徴で，喘息と誤診されることもある．慢性鼻副鼻腔炎では，副鼻腔CTで前頭洞，蝶形骨洞が低形成[6]であることがPCDを疑うきっかけとなる．中耳病変は多彩であるが，滲出性中耳炎とその後遺症が病変の主体であり，鼓膜換気チューブ挿入の後遺症により鼓膜穿孔がみられ，鼓膜は多彩な所見を呈する[12]．側頭骨CTの検討では，PCD患者では乳突蜂巣の容積が有意に小さく，乳突蜂巣や鼓室の軟部組織陰影存在の割合が有意に高い[13]．これらの特徴はPCDを疑うきっかけになる．

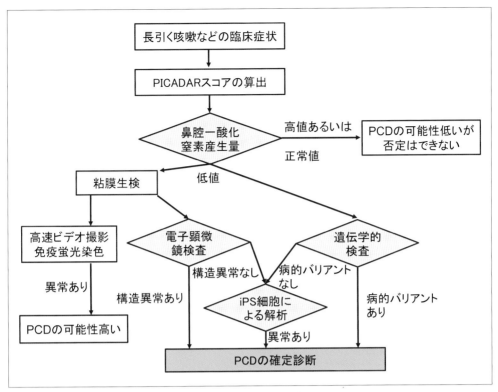

**図 1.** 診療アルゴリズム
診断には特殊な検査を要するので，各施設で可能な範囲で施行するように努める
（文献 2 より転載）

## 3．検査の進め方

　検査は侵襲の少ないものから始めるのがよい．筆者の施設では，初めにスクリーニングとして鼻腔一酸化窒素産生量を測定し，次に鼻腔からブラシを用いて鼻粘膜（線毛細胞）を擦過する．これにより，線毛の電子顕微鏡検査，線毛の免疫蛍光顕微鏡検査，高速ビデオカメラによる線毛運動の観察が可能となる．また，この方法だとほとんど出血することはなく，小児にも施行可能である．そして，インフォームド・コンセントを取得して遺伝学的検査を行っている．採血は可能な限り両親からも行う．遠方からの来院である場合，患児や家族への負担軽減のため，これらを 1 日で行っている．これらの検査で診断がつかずに，PCD が強く疑われる場合，iPS 細胞による解析[14]を京都大学との共同研究として施行している．診療アルゴリズムを図 1 に示す．診断には特殊な検査を要するので，各施設で可能な範囲で施行するように努める．

## PCD の診断基準

### 1．国外の診断基準

　本症の診断は容易ではなく，欧州[15]と米国[16]では異なる診断基準が用いられている．欧州の診断基準は PCD の国際登録の基準でもあり，次の 2 つの基準に合う患者を PCD 確実例[15]としている．

　① PCD に一致した臨床症状をもつ．

　② 高速度ビデオ顕微鏡解析，透過型電子顕微鏡検査，免疫組織学的顕微鏡検査，鼻腔一酸化窒素産生量の低値，遺伝子解析により両アレルに病的バリアント，のうち少なくとも 2 つの方法で PCD に特異的な所見がある．

　必ずしもすべての患者がこの診断基準を満たすわけではない．基準を 1 つ満たす場合を probable PCD，1 つも満たさない場合は possible PCD とする[15]ことになっている．

### 2．本邦で作成された診断基準

　日本鼻科学会の線毛機能不全症候群の診断の手

引き作成委員会において診断基準を含めた診断の手引き[2]が2023年3月に発刊された．その診断のフローチャートを図2に示す．診断にあたり，呼吸器症状があり，囊胞性線維症と原発性免疫不全症候群を除外できることが前提条件となっている．

**1）主要項目は次の6つである．これらが複数みられる患者では本症の可能性が高くなる**

(1) 新生児では多呼吸，咳嗽などの呼吸器症状，肺炎，無気肺のいずれか
　成人では気管支拡張症，あるいは細気管支炎

(2) 慢性鼻副鼻腔炎

(3) 滲出性中耳炎あるいはその後遺症

(4) 内臓逆位あるいは内臓錯位

(5) 男性不妊症

(6) 同胞に線毛機能不全症候群を疑う家族歴

**2）Definite PCDの3項目**

主要項目のうち少なくとも1つを満たし，次のいずれかが示されればPCD確実例といえる．

(1) 電子顕微鏡検査では，様々な構造異常を認めるが，電顕の所見だけでPCDと診断できるのはクラス1の所見[17]といわれる．具体的には，外腕ダイニンの欠損，外腕ダイニンと内腕ダイニンの欠損，軸糸構造の乱れと内腕ダイニンの欠損である．

(2) 遺伝学的検査は将来の遺伝子治療の可能性を考えると是非行いたい．PCDの原因として現在50ほどが知られている[2]．このうち，常染色体潜性遺伝する遺伝子(*ARMC4, CCDC39, CCDC40, CCDC65, CCDC103, CCDC114, CCDC151, CCNO, CFAP57, CFAP221, CFAP298, CFAP300, DNAAF1, DNAAF2, DNAAF3, DNAAF4, DNAAF5, DNAH1, DNAH5, DNAH8, DNAH9, DNAH11, DNAI1, DNAI2, DNAJB13, DNAL1, DRC1, GAS2L2, GAS8, HYDIN, LRRC56, LRRC6, MCIDAS, NEK10, NME5, NME8, RPGR, RSPH1, RSPH3, RSPH4A, RSPH9, SPAG1, SPEF2, STK36, TP73, TTC12, TTC25, ZMYND10*)では，両アレルにpathogenicあるいはlikely pathogenicなバリアントを認めることが必要である．*FOXJ1, PIH1D3, OFD1, RPGR*では遺伝形式が異なるため，片アレルにpathogenicあるいはlikely pathogenicなバリアントを認めることが必要である．このうち，*DRC1*のホモの欠失が本邦では最多である[18]．

(3) 上記のどの検査でも確定的な結果が得られない場合にiPS細胞による解析が適応となる．患者の末梢血から樹立されたiPS細胞を線毛細胞に分化させて観察し，これにより線毛運動障害を認め，原因遺伝子の修正により線毛運動障害が修復されることにより診断される[14]．

**3）Probable PCDの4項目**

主要項目のうち少なくとも1つを満たし，次のいずれかを満たせばprobable PCDとされる．

(1) 鼻腔一酸化窒素産生量の測定は簡便に行えてスクリーニングとして有用である．PCDでは77nl/minutes未満の低値を示す[19]ことが多いが，一部の遺伝子では低値にならない[20]．

(2) 線毛の電子顕微鏡検査でクラス2の所見とは，それだけでは診断はできないが他の検査結果を併せてPCDと診断できる所見をさす．具体的には，中心微小管の欠損，線毛の数が少なく基底小体の局在化が異常，内腕ダイニンが存在し軸糸構造が乱れている，25～50%の外腕ダイニンが欠損，25～50%の外・内腕ダイニンが欠損，に分けられる[17]．

(3) 線毛の免疫組織化学検査では，蛍光顕微鏡検査にて関連蛋白の発現の消失を認める．鼻粘膜などから採取した線毛上皮細胞を培地に浮遊させ，スライドグラスに吹き付け，細胞固定を行う．線毛に発現する蛋白

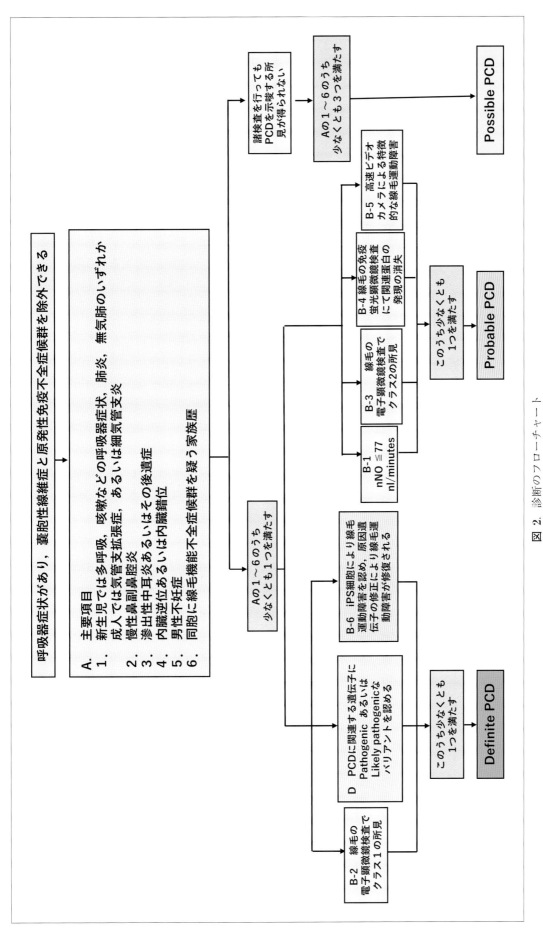

**図 2.** 診断のフローチャート

特徴ある臨床所見がみられる患者において、諸検査を行って診断を進める。このうち Definite, Probable の場合 PCD と診断できる。
詳細については、本文を参照のこと（文献 2 より転載）

に対する各種抗体を用いて免疫染色を行う.

（4）線毛の高速ビデオカメラによる観察では，PCD症例では線毛が無動，またはちらつくような動き，硬直した動き，円形の動きなど特徴的な線毛運動障害を示す[21]～[23]．炎症や感染の影響を除外するために，培養してから観察することが推奨されている.

### 本症の予後と遺伝学的検査の臨床応用

PCD患者では幼少期に気道感染症を繰り返し，最終的に気管支拡張症を引き起こすが，PCDの経過は囊胞性線維症に比べて比較的良好であり，一般に寿命の短縮をきたさないと考えられていた[24]．しかし，*CCDC39*，*CCDC40*，*MCIDAS* および *CCNO* が原因のPCD患者では，呼吸機能低下が他のものと比べて著しい[24]．特に，*CCNO* 変異を有する患者では，肺機能が急速に低下し，呼吸不全が頻繁に起き，肺移植が必要となる．平均して，PCD患者では一秒量が年間約 0.8%低下するとされ[25]，特に成人では疾病負担が大きく，生活の質が低いとされている.

遺伝学的検査にてPCDが確定しても現時点では特異的な治療はない．早期発見して生活指導やワクチン接種，呼吸器感染時の適切な治療などにより気管支拡張症の進展や肺機能低下を予防することが生命予後に重要である．最近，最初の多国籍ランダム化対照試験で6か月間にわたるアジスロマイシン維持療法が呼吸器疾患の悪化を半減することが示された[26]．アジスロマイシン維持療法は，頻繁に増悪を繰り返すPCD患者にとって一つの選択肢であり，追加の抗菌薬治療の必要性を減らし，不可逆的な肺損傷を防ぐ可能性が示唆された．本邦ではマクロライドが長期に投与されることが多い.

また，本症は常染色体潜性遺伝を主とした遺伝性疾患であり，診断後は適切な遺伝カウンセリングが極めて重要である．特に小児での診断例では，不妊症の対応として顕微授精という方法があることを両親に伝えておく必要がある．また，小児から成人への移行期では小児科医から呼吸器内科医に情報がうまく伝わるように留意すべきである.

運動については，呼吸機能の制限のない限り推奨することが望ましい．運動は $\beta_2$ 刺激薬よりも peak expiratory flow rate（PEFR）を有意に増加させるとの報告[27]がみられる.

### 症 例

8歳，男児．主訴は慢性咳嗽．正常分娩で出生した．幼少時より肺炎や急性中耳炎・副鼻腔炎を反復し，数年前から湿性咳嗽や膿性痰が持続していた．7歳頃から他院の耳鼻咽喉科にて滲出性中耳炎と慢性副鼻腔炎に対し薬物治療を行っていたが著効せず紹介された．動脈血酸素飽和度は room air で94%であり，両側前胸部に水泡音および笛声音を聴取した．血液検査で炎症反応の軽度上昇がみられたが，好中球減少症や低ガンマグロブリン血症，内臓逆位などは認めなかった．免疫不全のスクリーニングでも異常を認めず，血清総 IgE 値は 12 IU であった．呼吸機能検査では%VC 78.6%，FEV1% 98.3%であった．鼻腔一酸化窒素濃度は 3.1 ppb（1nl/minutes）と低値を呈した.

当科受診後の経過では，右鼓膜には中心性穿孔（図 3-a）を認め，左鼓膜には陥凹を認めた（図 3-b）．左右（図 3-c, d）の鼻腔は狭く，粘性分泌物を認めた．児が13歳の時に撮影した胸部X線（図 3-e）では右肺中葉と左肺舌区に気管支拡張を伴う浸潤影が認められた．鼻粘膜線毛の電子顕微鏡所見では，外腕ダイニンの消失あるいは短小化を認めた（図 3-f）．この電顕所見はクラス1の異常に相当する.

遺伝学的検査では，NM_012144.4（*DNAI1*）：c.1163G＞A（p.Cys388Tyr）なるバリアントがホモ接合体で認められた[28]．両親に同部位のヘテロ接合性のバリアントが検出された.

このバリアントは ClinVar[29]では，conflicting interpretations of pathogenicity となっており，

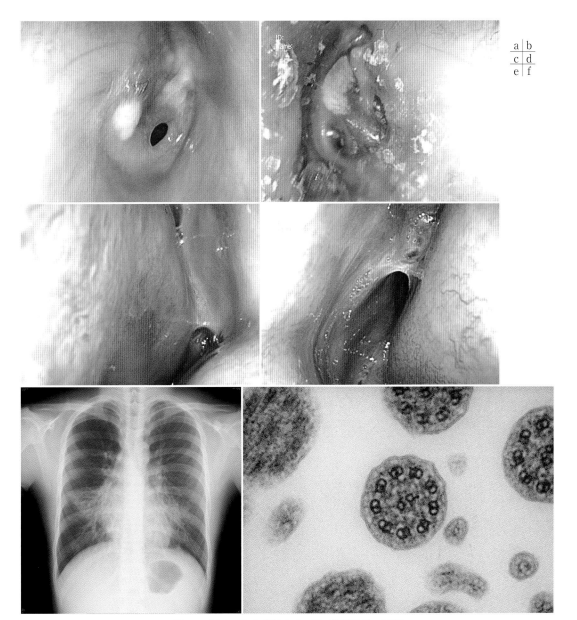

**図 3.** 症例の臨床所見および鼻粘膜線毛の所見

右鼓膜には中心性穿孔（a）を認め，左鼓膜には陥凹を認める（b）．左右（c, d）の鼻腔は狭く，粘性分泌物を認める．13歳の時に撮影した胸部X線（e）では右肺中葉と左肺舌区に気管支拡張を伴う浸潤影が認められる．鼻粘膜線毛の電子顕微鏡所見では，外腕ダイニンの消失あるいは短小化を認める（f）

likely pathogenic と uncertain significance の報告が一つずつみられる．

外来にて本人と両親に臨床症状と上記検査所見とから PCD と診断できることを伝えた．本症の概略を説明した．本症の多くは常染色体潜性遺伝し，今回見つかった遺伝子もそうであること，患児の子に本症が出現する率は極めて低いことを説明した．また，男性ではおよそ半数が不妊になる

といわれているが，顕微授精にて自分の子をもつことができることが可能であることを説明した．禁煙を含めた生活指導やワクチン接種，呼吸器感染時の適切な治療などにより気管支拡張症の進展や肺機能低下を予防することが重要であることも伝えた．積極的に運動することも推奨した．

これに対して，今後の呼吸機能の推移や将来酸素が必要になるかなどについて質問があり，呼吸

機能の変化には個人差が大きいが平均寿命はこの疾患をもたない人と大きな差はないことを説明した.

## 最後に

PCD は診断が困難で,本症では未診断例が多いと推定される.また,誤診例も少なくない.遺伝学的検査は本症の診断に重要であり,将来遺伝子治療が開発される可能性もあり,本症が疑われる症例では全例で施行したい検査である.最近発刊された診療の手引き[2] が活用され,本症の理解が進み多くの症例が正確に診断されることを望む.本症は年齢により呈する症状が異なり,特に呼吸機能は経年的に悪化することが多い.生涯にわたり適切に診察,カウンセリングを行うことが大切である.

### 参考文献

1) Hannah WB, Seifert BA, Truty R, et al：The global prevalence and ethnic heterogeneity of primary ciliary dyskinesia gene variants：a genetic database analysis. Lancet Respir Med, **10**：459-468, 2022.
   Summary PCD の頻度は世界的にみておよそ 7,500 人に 1 人の有病率であり,これまで考えられていたような稀な疾患ではない.

2) 線毛機能不全症候群の診療の手引き作成委員会（編）：線毛機能不全症候群の診療の手引き.日鼻誌, **62**：1-108, 2023.
   Summary 本邦において初めて刊行された PCD についての診療の手引き.診断基準や治療と管理法についてもまとめられている.

3) Xu Y, Feng G, Yano T, et al：Characteristic genetic spectrum of primary ciliary dyskinesia in Japanese patients and global ethnic heterogeneity：population-based genomic variation database analysis. J Hum Genet, **68**：455-461, 2023.
   Summary 本邦の PCD の原因は,*DRC1* のホモの欠失がもっとも多い.これは諸外国と比べて特徴的である.

4) Barbato A, Frischer T, Kuehni CE, et al：Primary ciliary dyskinesia：a consensus statement on diagnostic and treatment approaches in children. Eur Respir J, **34**：1264-1276, 2009.

5) Zhu L, Belmont JW, Ware SM：Genetics of human heterotaxias. Eur J Hum Genet, **14**：17-25, 2006.

6) Chiyonobu K, Xu Y, Feng G, et al：Analysis of the clinical features of Japanese patients with primary ciliary dyskinesia. Auris Nasus Larynx, **49**：248-257, 2022.
   Summary 本邦の PCD 患者では内臓逆位を呈する症例は全体の約 1/4 であり,これは内臓逆位を呈さない遺伝子 *DRC1* が主因であることによる.

7) Noone PG, Leigh MW, Sannuti A, et al：Primary ciliary dyskinesia：diagnostic and phenotypic features. Am J Respir Crit Care Med, **169**：459-467, 2004.

8) Coren ME, Meeks M, Morrison I, et al：Primary ciliary dyskinesia：age at diagnosis and symptom history. Acta Paediatr, **91**：667-669, 2002.

9) 細木興亜,藤澤隆夫,増田佐和子ほか：喘息の診断を受けていた原発性線毛運動不全症の 1 例.アレルギー, **59**：847-854, 2010.

10) Behan L, Dimitrov BD, Kuehni CE, et al：PICADAR：a diagnostic predictive tool for primary ciliary dyskinesia. Eur Respir J, **47**：1103-1112, 2016.

11) Rademacher J, Buck A, N Schwerk N, et al：Nasal nitric oxide measurement and a modified PICADAR Score for the screening of primary ciliary dyskinesia in adults with bronchiectasis. Pneumologie, **71**：543-548, 2017.

12) Takeuchi K, Kitano M, Sakaida H, et al：Analysis of otologic features of patients with primary ciliary dyskinesia. Otol Neurotol, **38**：e451-e456, 2017.

13) Nishida E, Sakaida H, Kitano M, et al：Quantification of mastoid air cells and opacification of the middle ear in primary ciliary dyskinesia. Otol Neurotol, **45**(2)：e102-e106, 2024.

14) Sone N, Konishi S, Igura K, et al：Multicellular modeling of ciliopathy by combining iPS cells and microfluidic airway-on-a-chip technology. Sci Transl Med, **13**：eabb1298, 2021.

15) Werner C, Lablans M, Ataian M, et al：An international registry for primary ciliary dyskinesia. Eur Respir J, **47**：849-859, 2016.

16) Shapiro AJ, Stephanie DD, Polineni D, et al : Diagnosis of primary ciliary dyskinesia. An official American Thoracic Society clinical practice guideline. Am J Respir Crit Care Med, **197** : e24-e39, 2018.

17) Shoemark A, Boon M, Brochhausen C, et al : International consensus guideline for reporting transmission electron microscopy results in the diagnosis of primary ciliary dyskinesia (BEAT PCD TEM Criteria). Eur Respir J, **55** : 1900725, 2020.

18) Takeuchi K, Xu Y, Kitano M, et al : Copy number variation in DRC1 is the major cause of primary ciliary dyskinesia in the Japanese population. Mol Genet Genomic Med, **8** : e1137, 2020.

19) Leigh MW, Hazucha MJ, Chawla KK, et al : Standardizing nasal nitric oxide measurement as a test for primary ciliary dyskinesia. Ann Am Thorac Soc, **10** : 574-581, 2013.

20) O'Connor MG, Horani A, Shapiro AJ : Progress in diagnosing primary ciliary dyskinesia : The north American perspective. Diagnostics (Basel), **11** : 1278, 2021.

21) Chilvers MA, Rutman A, O'Callaghan C : Ciliary beat pattern is associated with specific ultrastructural defects in primary ciliary dyskinesia. J Allergy Clin Immunol, **112** : 518-524, 2003.

22) Raidt J, Wallmeier J, Hjeij R, et al : Ciliary beat pattern and frequency in genetic variants of primary ciliary dyskinesia. Eur Respir J, **44** : 1579-1588, 2014.

23) Blanchon S, Legendre M, Bottier M, et al : Deep phenotyping, including quantitative ciliary beating parameters, and extensive genotyping in primary ciliary dyskinesia. J Med Genet, **57** : 237-244, 2020.

24) Paff T, Omran H, Nielsen KG, et al : Current and future treatments in primary ciliary dyskinesia. Int J Mol Sci, **22** : 9834, 2021.

25) Marthin JK, Petersen N, Skovgaard LT, et al : Lung function in patients with primary ciliary dyskinesia : A cross-sectional and 3-decade longitudinal study. Am J Respir Crit Care Med, **181** : 1262-1268, 2010.

26) Kobbernagel HE, Buchvald FF, Haarman EG, et al : Efficacy and safety of azithromycin maintenance therapy in primary ciliary dyskinesia(BESTCILIA) : A multicentre, double-blind, randomised, placebo-controlled phase 3 trial. Lancet Respir Med, **8** : 493-505, 2020.

27) Phillips GE, Thomas S, Heather S, et al : Airway response of children with primary ciliary dyskinesia to exercise and beta2-agonist challenge. Eur Respir J, **11** : 1389-1391, 1998.

28) Tanaka T, Ogawa S, Nakatani K, et al : Primary ciliary dyskinesia in two siblings. Int J Pediatr Otorhinolaryngol Extra, **7** : 59-63, 2012.

29) ClinVar : https://www.ncbi.nlm.nih.gov/clinvar/

MB ENT, 299：40-43, 2024

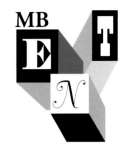

◆特集・知っておきたい耳鼻咽喉科の遺伝性疾患─診断と対応─

# オスラー病

寺田哲也*

**Abstract** 鼻出血の診察を頻回に行っている耳鼻咽喉科医でも，オスラー病による鼻出血対応の経験値は一般的に低く，オスラー病の診断に至ることなく難治性の繰り返す鼻出血として対応されていることは少なくない．一般的に，鼻出血の診察時には，エピネフリン加ガーゼなどを用いての一時止血を行い出血点の観察を行うことが通常であるが，オスラー病の鼻出血はエピネフリンに対する血管収縮作用が期待できず一時止血も困難なことが多い．このエピネフリンに対する非反応性が通常の鼻出血とは大きく異なり，この通常とは異なる鼻出血所見に気づき，詳細な問診や，手指・舌・口唇・鼻粘膜の特徴的な所見の観察を経てオスラー病の診断に至ることが望ましい．

**Key words** オスラー病(Osler disease)，遺伝性出血性末梢血管拡張症(hereditary hemorrhagic telangiectasia：HHT)，鼻出血(nasal bleeding)，常染色体顕性遺伝(autosomal dominant inheritance)

## はじめに

鼻出血の診察を頻回に行っている耳鼻咽喉科医でも，オスラー病による鼻出血の経験値は一般的に低く，オスラー病の診断に至ることなく難治性の繰り返す鼻出血として対応されていることは少なくない．通常の鼻出血とは異なる所見に気づき，詳細な問診や，手指・舌・口唇・鼻粘膜の特徴的な所見の観察を経てオスラー病の診断に至ることが望ましい．必ずしも容易ではない鼻出血からのオスラー病診断の問題点に加えて，診断後の多職種連携に基づく全身のスクリーニング検査体系の構築にも課題は存在する．

## 耳鼻咽喉科におけるオスラー病診断の問題点

耳鼻咽喉科医は多くの鼻出血患者の診察を行うが，その鼻出血症例の重症度は多岐にわたり，その重症度により対応方法が異なる．経過をみるだけでよい場合，外来における止血処置でコントロール可能な場合，入院加療や止血術が必要な場合，などが想定されるが，オスラー病による鼻出血にも様々な重症度が存在し，上記のいずれのパターンにもなりうる．つまり，難治性の大量鼻出血だけがオスラー病の鼻出血ではないことにも留意し，様々な鼻出血患者の中から，オスラー病による鼻出血患者を鑑別する臨床能力が求められる．

つまり，多数の鼻出血患者を診察するがゆえに，その鼻出血患者の中で少数を占めるに過ぎないオスラー病の鼻出血患者を診断することが困難であるともいえる．

オスラー病患者の90%以上は繰り返す鼻出血を認めるものの，鼻出血からオスラー病の診断に至った割合は少ないという報告がある(オスラー病患者会アンケート調査)．

オスラー病の診断基準を理解し，手指・舌・口唇・鼻粘膜の特徴的所見を知っておくことで，鼻出血からのオスラー病診断率が向上することが望まれる．

* Terada Tetsuya, 〒569-8686 大阪府高槻市大学町 2-7　大阪医科薬科大学耳鼻咽喉科・頭頸部外科，准教授

**表 1.** 診断基準(Curaçao criteria)

| |
|---|
| ・繰り返す鼻出血(90%以上) |
| ・皮膚や粘膜の毛細血管拡張(口唇,口腔,指,鼻など) |
| ・脳,肺,肝臓,脊髄,消化管の「動静脈瘻(奇形)」 |
| ・1親等の HHT 家族歴 |
| ・3つ以上:確定診断 |
| 　2つ以上:疑い |
| ※ or 遺伝子診断(HHT の約 90%に変異) |

## オスラー病(遺伝性出血性末梢血管拡張症:HHT)診断基準(Curaçao criteria)(表1)[1)~3)]

キュラソー分類を表1に示す.この診断基準は HHT に対する会議が開催されたオランダ領アンティルの都市にちなんでキュラソー分類を呼ばれるようになった.

オスラー病は,*ENG*(Endoglin),*ACVRL1*(ALK1),*SMAD4*,*GDF2* などの遺伝子異常に基づく全身性の血管性疾患である.発症頻度は 5,000~8000 人に1人とされ,① 反復する鼻出血,② 皮膚や粘膜の毛細血管拡張,③ 脳,肺,肝臓,脊髄,消化管の動静脈奇形,④ 常染色体顕性遺伝の4項目中3つ以上陽性であれば確定,2つ以上陽性であれば疑いとなる.

遺伝子検査は診断に必須ではないがオスラー病のおよそ9割には遺伝子変異があるとされる.また,この診断基準は 16 歳以上では有用ではあるが,小児においては鼻出血や皮膚粘膜病変が必ず

しも出現しておらず,本診断基準は小児には適応されないことに留意が必要である.したがって,本疾患を疑う小児に対しては,成長に従って臨床的評価を繰り返す必要があり,確定診断をつけるためには遺伝学的検査を受ける必要がある.

## 症　状

### 1.初診年齢と発症年齢(表2)

本邦では 10 歳未満で発症したものが 27 例(35%),10 歳台で発症したものが 13 例(17%)と半数以上が若年で発症するが,諸症状が出そろうのに期間を要するために初診年齢のピークは 60 歳台と報告されている[4)]

### 2.初発症状(表3)

本邦における初発症状は既報と同様に,鼻出血が圧倒的に多く 52%を占める.その他の症状として消化管出血,腹痛,口腔内出血などが挙げられているが,いずれも 10%以下の頻度で少数である[4)].

### 3.末梢血管拡張所見(表4)

末梢血管拡張所見は,点状,vascular spider状,網状に分類されるが,その中で点状がもっとも多いとされる.末梢血管拡張は全身に認められるが,出現部位としては鼻腔,口唇,舌が圧倒的に多い.

**表 2.** 初診および発症年齢

| 年齢(歳) | 初診年齢 | 発症年齢 |
|---|---|---|
| 0~9 | 3 | 27 |
| 10~19 | 9 | 13 |
| 20~29 | 7 | 8 |
| 30~39 | 10 | 13 |
| 40~49 | 9 | 2 |
| 50~59 | 14 | 3 |
| 60~69 | 17 | 0 |
| 70 以上 | 6 | 0 |
| 不詳 | | 9 |
| 合計 | 75 | 75 |

(文献4より)

**表 3.** 初発症状

| 初発症状 | 本邦 75 例 例数(%) |
|---|---|
| 鼻出血 | 39(52) |
| 消化管出血 | 6( 8) |
| 腹痛 | 6( 8) |
| 口腔内出血 | 5( 7) |
| 末梢血管拡張 | 5( 7) |
| 胸部 X 線異常 | 5( 7) |
| 全身倦怠感 | 3( 4) |
| 痙攣 | 2( 3) |

(文献4より)

**表 4.** 末梢血管拡張の分布

| 部　位 | 本邦 75 例 例数(%) |
|---|---|
| 鼻　腔 | 56(75) |
| 口　唇 | 46(61) |
| 舌 | 41(55) |
| 口腔粘膜 | 26(35) |
| 手 | 26(35) |
| 体　幹 | 19(25) |
| 爪甲下 | 13(17) |
| 頬 | 12(16) |
| 顔　面 | 12(16) |
| 眼　瞼 | 10(13) |
| 消化管 | 9(12) |
| 耳　殻 | 5( 7) |

(＊足も含む)

(文献4より)

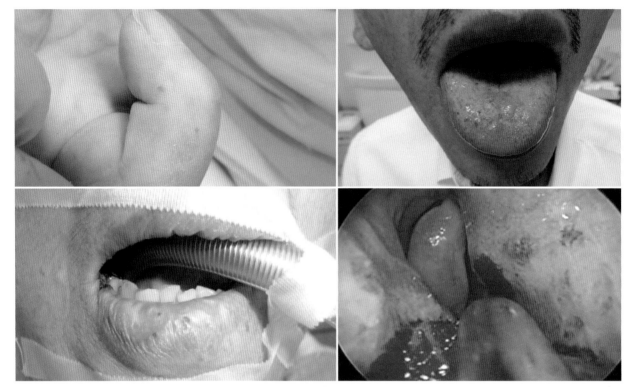

**図 1.** 毛細血管拡張所見
　　a：手指
　　b：舌
　　c：口唇
　　d：鼻粘膜

| a | b |
|---|---|
| c | d |

つまり，特徴的な末梢血管拡張所見は耳鼻咽喉科領域に極めて高頻度に現れているといえ，鼻腔，口腔を常時診察する耳鼻咽喉科医がこの所見を見逃すことは避けたい．

### 4．皮膚や粘膜の末梢血管拡張所見

手指・舌・口唇・鼻粘膜の毛細血管拡張所見を示す（図1）．このような典型的な末梢血管拡張所見を基本とし，下記のごとくの key point を理解することが，耳鼻咽喉科受診のオスラー病鼻出血患者の診断確定には重要である．

①コントロール不良な鼻出血に対する焼灼処置を繰り返され，鼻中隔穿孔をきたしていることが少なくない

②エピネフリンで止血効果を認めない

③抗凝固薬や抗血小板薬の服用歴がなく鼻出血を繰り返す

④家族歴

### 全身スクリーニング（図2）

鼻出血からオスラー病であることが診断された場合，動静脈奇形に対する全身のスクリーニング検査が望まれる．生命予後にかかわる臓器，つまり肺，脳，肝臓の血管奇形の診断は必須項目となる．脳動静脈奇形の検索には造影 MRI，特に T2（thin slice）が有用である．肺動静脈奇形の検索には単純ヘリカル CT が有用で，肝血管奇形には腹部造影 CT が有用である．低色素性貧血や便潜血陽性所見があれば上部・下部内視鏡検査が必要となる．常染色体顕性遺伝であるため親がオスラー病であればその子どもは50％は発症することになり，精査が望まれる．特に，キュラソー分類の診断基準を使えない小児においては，遺伝子検査を行うことは考慮してもよい．

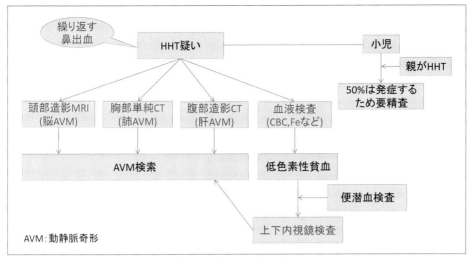

**図 2.** 診断と検査の流れ

## 遺伝子検査について

　常染色体顕性遺伝の形式をとり，責任遺伝子として *ENG*，*ACVRL1*，*SMAD4*，*GDF2* の 4 つが知られている．令和 2 年（2020 年）度より，オスラー病の遺伝学的検査は保険収載され，かずさ遺伝子検査室により検査受託がなされている．遺伝子検査が普及することで疑診症例に対する確定診断からの早期診断がなされるメリットがある反面，患者のみならず肉親を含めての心理的・社会的ストレスを生じることもあり，慎重な遺伝カウンセリングを診断と並行して行っていく必要がある．

## 鼻出血に対する治療

　オスラー病の鼻出血が止血困難であるのは，血管中間膜層の発育不全と内膜弾性板の欠如が原因であり，血管壁は脆弱でかつ血管収縮が起きないためエピネフリン不応の鼻出血となる．オスラー病の鼻出血は血管壁の問題であり止血凝固能の問題ではない．したがって，止血のポイントは通常の鼻出血と同様に圧迫止血となる．加えて，オスラー病の出血部位は前方が多いため圧迫止血が有効となる．

　電気焼灼による止血は，基本的には勧められない．電気焼灼は一時止血が図れた，いわゆる乾い

た粘膜への焼灼が必要になり，まさに出血している "乾いていない" 部位を電気的に焼灼しても出血部位の適格な焼灼と止血は通常困難である．不十分な止血力であるから，何度も長時間に，そして広範囲に焼灼することで，将来的に鼻中隔穿孔をきたし，穿孔縁からの鼻出血を繰り返すという鼻出血の悪循環を生じることは避けたい．

　オスラー病の鼻出血に対する，日常生活の注意点や治療法については他稿をご参照いただきたいが，徹底した鼻の保湿を指導することが重要である．

## 文　献

1) Shovlin CL, Guttmacher AE, Buscarini E, et al：Diagnostic criteria for hereditary hemorrhagic telangiectasia（Rendu-Osler-Weber syndrome）. Am J Med Genet, **91**：66-67, 2000.
2) Komiyama M, Ishiguro T, Yamada O, et al：Hereditary hemorrhagic telangiectasia in Japanese patients. J Hum Genet, **59**：37-41, 2014.
3) McDonald J, Wooderchak-Donahue W, VanSant Webb C, et al：Hereditary hemorrhagic telangiectasia：genetics and molecular diagnostics in a new era. Front Genet, **6**：1. doi：10.3389/fgene.2015.00001, 2015.
4) 塩谷隆信，金澤知博：オスラー病：遺伝性出血性末梢血管拡張症．呼吸, **8**：707-712, 1989.

# よくわかる
# 耳管開放症
## ―診断から耳管ピン手術まで―

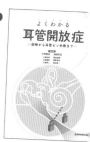

### 著者
## 小林俊光　池田怜吉 ほか

2022年5月発行　B5判　284頁　定価8,250円（本体7,500円＋税）

耳管開放症とは何か…病態や症状、検査、診断に留まらず、耳管の構造、動物差まで、現在までに行われている本症の研究の全てと世界初の耳管開放症治療機器「耳管ピン」の手術やその他治療法についても紹介し、耳管開放症を網羅した本書。研究の歴史や機器開発の過程なども余すところなく掲載し、物語としても楽しめる内容です。目の前の患者が耳管開放症なのか、そして治療が必要な症状なのか、診療所での鑑別のためにぜひお役立てください。

## 目次

全日本病院出版会　〒113-0033 東京都文京区本郷 3-16-4　Tel:03-5689-5989
www.zenniti.com　Fax:03-5689-8030

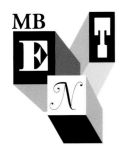

MB ENT, 299：45-50, 2024

◆特集・知っておきたい耳鼻咽喉科の遺伝性疾患─診断と対応─

# 遺伝性腫瘍としての 頭頸部傍神経節腫

小澤宏之*

**Abstract**　頭頸部傍神経節腫（HNPGL）は希少腫瘍であり，頸動脈小体腫瘍，グロムス腫瘍，迷走神経傍神経節腫などがある．WHO分類では悪性腫瘍と位置づけられているが，大部分は緩徐進行性の経過をとる．他部位の傍神経節腫とHNPGLとの間に，機能性腫瘍の頻度や悪性進行の比率など臨床的な特徴に違いがある．HNPGLではコハク酸脱水素酵素（SDH）に関する遺伝子の関与が多く認められ，特に*SDHB*や*SDHD*バリアント保有者における臨床的な特徴が明らかになってきている．さらに，近年の臨床試験では遺伝学的背景に基づく治療の有効性が示されるようになってきている．今後は，遺伝学的解析結果が治療選択に重要な役割をもってくることが予想される．

**Key words**　頭頸部傍神経節腫（HNPGL），遺伝学的検査（genetic testing），コハク酸脱水素酵素（SDH），*SDHB*，*SDHD*

## はじめに

　頭頸部傍神経節腫（head and neck paraganglioma：HNPGL）は，頭頸部に発生する傍神経節腫の総称で，頭頸部腫瘍の0.6%と稀な腫瘍である[1]．そのうち約60%は頸動脈小体腫瘍（carotid body tumor：CBT）で，頸動脈分岐部の外膜周囲にある化学受容体である頸動脈小体より発生する．次いで，鼓室から頸静脈孔に発生するグロムス腫瘍が約15%，迷走神経傍神経節腫が約10%とされる．

　2017年に示されたWHOの分類第4版から，傍神経節腫はICD-Oのコード3が付与され悪性腫瘍に分類されたため[2]，HNPGLも悪性腫瘍に分類される．それ以前の報告では，HNPGLの5〜10%前後の症例が悪性とされていた[3]．このことから，HNPGLのうち悪性腫瘍としての臨床経過を辿るのは10%以下で，その他は緩徐増大する良性腫瘍のような経過をとる．転移を生じるなど悪性の経過を呈する症例については5年生存率が約60%であり，特に遠隔転移のある症例では約12%と，予後不良とされている[1]．悪性腫瘍として生命を脅かす性質をもつ腫瘍と，緩徐進行性でほとんど症状を起こさない良性に近い性質をもつ腫瘍との間に，病理学的な細胞形態の違いはないと考えられている．

　傍神経節腫でも発症部位により性質が異なり，副腎に発生する褐色細胞腫や胸腹腔に発生する傍神経節腫は交感神経系の細胞を起源としているものが多く，カテコールアミンを分泌する機能性腫瘍の頻度が高い．一方で，HNPGLは副交感神経系の細胞が由来であり，その大部分は非機能性である．ただし，CBTでは非機能性腫瘍が大半であるが，グロムス腫瘍や迷走神経傍神経節腫では比較的高いとする報告があり注意を要する[1]．また，臨床的に悪性の経過をとる頻度も異なり，胸腹腔に発生する傍神経節腫では多くとも50%，副腎に発生する褐色細胞腫では10〜15%とされてお

---

* Ozawa Hiroyuki, 〒160-8582　東京都新宿区信濃町35　慶應義塾大学医学部耳鼻咽喉科，教授

表 1. 傍神経節腫発症にかかわる遺伝子とクラスター

| 遺伝子とクラスター | 染色体上の位置 | 生殖細胞系列(生)/体細胞系列(体) |
|---|---|---|
| **クラスター1：pseudohypoxia group genes** | | |
| **1A；TCA cycle** | | |
| SDHA | 5p15.33 | 生 |
| SDHB | 1p36.13 | 生 |
| SDHC | 1q23.3 | 生 |
| SDHD | 11q23.1 | 生 |
| SDHAF2 | 11q12.2 | 生 |
| FH | 1q43 | 生 |
| SLC25A11 | 17p13.2 | 生 |
| **1B；hypoxia signaling** | | |
| EPAS1(HIF2a) | 2p21 | 生 |
| EGLN2(PHD2) | 19q13.2 | 生 |
| VHL | 3p25.3 | 生 |
| **クラスター2：kinase signaling genes** | | |
| RET | 10q11.21 | 生 |
| NF1 | 17q11.2 | 生 |
| MAX | 14q23.3 | 生 |
| TMEM127 | 2q11.2 | 生 |
| **クラスター3：Wnt signaling genes** | | |
| MAML3 | 4q31.1 | 体 |
| CSDE1 | 1p13.2 | 体 |

り[5)6)]，HNPGL より頻度が高い．

## HNPGL と遺伝子変異

傍神経節腫の発生機序の一つとして，遺伝子変異が関与していることが明らかになってきている．原因遺伝子としてコハク酸デヒドロゲナーゼ(succinate dehydrogenase：SDH)のサブユニットである SDHB や SDHD などの遺伝子を中心に，現時点までに 20 種類以上の遺伝子が褐色細胞腫を含む傍神経節腫(pheochromocytoma and paraganglioma：PPGL)の原因として報告されている(表1)[7)〜9)]．海外の HNPGL を対象とした報告では，単発例で 22%，多発例では 83% に SDHx のバリアントを認め，また家族例で 94%，非家族例では 22% に SDHx バリアントを認めたとされている[10)]．CBT に限ると，約 40% の症例で SDHx バリアントを認めたとの報告がある[11)12)]．日本では，2021 年に Yonamine らにより 370 症例の PPGL の解析が行われ，全体で 32.4%，HNPGL(77 例)では 52% で SDHx に病的バリアントを認めた[13)]．また Yoshihama らは，CBT 30 症例の解析を行い，15 症例(50%)で SDHx に原因と疑うバリアントを認めた[14)]．一方で，近年報告された 100 例以上の傍神経節腫・褐色細胞腫を対象とした遺伝学的検査によるバリアントの保有率は 14〜32% である[13)15)〜17)]．患者背景，遺伝学的検査の手法やバリアントの評価法がそれぞれ異なるため直接比較はできないながら，本邦の HNPGL では既報と比較し病的バリアント陽性率が高い可能性がある．また，他部位に発生する傍神経節腫では VHL，RET，NF1 など SDHx 以外の遺伝子の関与の頻度が高くなるが，HNPGL では SDHx が大半を占め，同じ傍神経節腫であっても遺伝学的背景に違いがあり，これが臨床的な差異と関係している可能性がある．

これらの遺伝子が傍神経節腫の発症に関与する

メカニズムについての研究が進んでいる．腫瘍発生の観点から3つのクラスターに分けられており，このクラスターごとに臨床症状，画像所見や腫瘍の進行に特徴が生じている可能性が指摘されている[18]．その中で中心となるのはクラスター1に分類されるpseudohypoxiaに関連する遺伝子群で，クラスター1Aと1Bとに分けられている．クラスター1AにはTCAサイクルにかかわる遺伝子群である *SDHx*，*FH*，*SLC25A11*，*DLST*，*MDH2* などの遺伝子が含まれている．これらの遺伝子の異常により，コハク酸が細胞内に蓄積し，低酸素応答因子（hypoxia inducible factor：HIF）の分解を抑制することでHIF1-αが細胞内蓄積する．クラスター1Bに含まれる遺伝子群には *VHL*，*PHD* などが含まれ，これらの遺伝子異常も HIF1-α の細胞内蓄積を引き起こす．通常酸素濃度下での細胞内の HIF1-α 蓄積が pseudohypoxiaであり，この蓄積したHIFが核内へ移行することで，腫瘍増殖のシグナルが活性化すると考えられている．クラスター2には，*RET*，*NF1*，*MAX*，*TMEM127* などの遺伝子が含まれ，これらの遺伝子の機能異常がキナーゼシグナリングを介して HIF1-α の機能を活性化させると考えられている．クラスター3はWntシグナルに関連した遺伝子群で，*MAML3* や *CSDE* が含まれ，*MAML3* の融合遺伝子や体細胞系列遺伝子にみられる *CSDE* の機能獲得型変異がWnt-β カテニンシグナルの活性化を引き起こし，傍神経節腫の病態にかかわっているとされている[9)18]．

## HNPGL の治療における
## 遺伝学的バリアント評価の意義

前述のごとく，HNPGLでは比較的高頻度に病的バリアントを保有することが推測される．また，近年の遺伝学的検査の普及により，いくつかの病的バリアントと臨床的な特徴との関連性が明らかになりつつある．海外では，遺伝学的検査の結果をもとにした傍神経節腫に対するコンセンサスステートメントが示されている[19)20]．以下では，

HNPGLの中で頻度が高い *SDHB* と *SDHD* について，臨床上の特徴や治療選択との関連を中心に詳述する．以下では，「病的」の用語を，病原性が明らかな変異（pathogenic variant）と病原性があると考えられる変異（likely pathogenic）の両者を含めて使用する．

### 1．*SDHB*

*SDHB* 病的バリアントを保有している場合の65歳までの浸透率，すなわち傍神経節腫の発生率は20〜30％と推定されている[21]．このうち，70〜80％は主に副腎以外の交感神経系に発生する傍神経節腫であり，HNPGLや前縦隔傍神経節腫では副交感神経系から発生する[22]．*SDHB* 病的バリアント保有者の腫瘍の多くは単発性で，多発性腫瘍として発生するのは20％とされている[23]．

*SDHB* 病的バリアントを保有する傍神経節腫は進行が早く，PPGL全体でみると，少なくとも30％の患者が転移病変を有するとされ，さらに生存期間中に35〜40％の転移リスクがあるとされる[19]．また，周囲への浸潤傾向も強いとされ，手術後の再発率が高い[19]．

*SDHB* 病的バリアント保有例のPPGLでは，アグレッシブな腫瘍の性質から積極的な手術切除を勧められており，特に腹腔や胸腔に発生する傍神経節腫については，内視鏡を用いた低侵襲手術ではなく，周囲組織を含めて十分な安全領域を取った切除を行うことを推奨している[19]．一方で，HNPGLでは，前述のごとく他部位の傍神経節腫と比較して転移発生率が低く，さらに不確実な切除（肉眼的な完全切除）であっても再発率は高くないとされている．そのため，手術適応や腫瘍切除範囲は個々の症例ごとに検討すべきとされている[19]．

HNPGLを個別にみてみると，CBTでは，*SDHB* 病的バリアント陽性例で少ないながらも無病生存率が低いというデータがあることから[24)25]，動脈浸潤が高度に認められる症例を含めて腫瘍切除を行うことが推奨されている．CBT切除に際して内頸動脈の取り扱いが問題となり，内頸動脈切断は

脳梗塞リスクを高めるため，術前に適切な脳循環の評価を行い安全な手術を行う準備をする必要がある．

次に，グロムス腫瘍について，中耳および乳突蜂巣に限局する glomus tympanicum と頸静脈孔より発生する glomus jugulare があり，それぞれ周囲組織に進展しうる．中耳および乳様突起に限局する腫瘍（Fisch 分類 A・B）[26] では，聴力や顔面神経を温存した手術切除が優先される．一方で，周囲への進展が進んだ腫瘍（Fisch 分類 C・D）[26] では，開頭を含む拡大手術を要し，術後の神経障害の発生率が高い．このため，可及的切除と術後放射線治療を勧める報告が多い[27]．

さらに，迷走神経傍神経節腫では腫瘍切除に伴い迷走神経障害を避けることは困難である．そのため，神経障害を生じていない症例では手術は避けるべきであり，すでに神経障害が生じている症例においても保存的治療が進められる．手術は巨大腫瘍や急速な増大を示す腫瘍に対して行い，術後に嚥下訓練や音声障害に対する治療を行う[19]．

### 2．SDHD

SDHD 病的バリアント保有者が HNPGL を生じる頻度は高く，腫瘍は緩徐に増大し，転移を生じるリスクは約 5％であるが，約 75％で多発病変を生じる[20]．疾患の浸透率は親に由来し，父親から受け継いだ場合，その人が一生のうちに PPGL を発症する割合は 90〜100％であるが，母親からの場合は腫瘍の発症は非常に稀である[20]．

SDHD 病的バリアントを有する HNPGL では，転移率が低いことや多発病変を生じうることから，手術適応については慎重に考える必要がある．腫瘍の増大速度や随伴症状，手術リスクを考えて治療計画を立てることが推奨されている[20]．

### 遺伝学的背景と薬物治療との関連性

外科的治療や放射線治療が不可能な場合，特に悪性の経過を辿り，遠隔転移を生じた場合などには化学療法が選択肢となる．HNPGL においても，

遠隔転移例に対しては褐色細胞腫に準じてシクロホスファミド，ビンクリスチン，ダカルバジン（CVD）を用いた全身化学療法が行われることがあるが，その効果は一時的とされ，CVD 療法が生存期間に影響を与えるかどうかは明らかになっていない[28]．その他の化学療法薬として，テモゾロミドは SDHB 病的バリアントを有する PPGL に対しての効果が期待されているが[29]，前向き試験のデータはまだなく，今後の臨床試験の結果を見極める必要がある．

分子標的薬については血管新生阻害薬，チロシンキナーゼ阻害薬，免疫チェックポイント阻害薬の臨床試験が行われている[30]．その中で，チロシンキナーゼ阻害薬のスニチニブは進行性 PPGL を対象にした第二相試験で，部分奏効率（PR）は 13％，病勢制御率 83％，無増悪生存期間の中央値は 13.4 か月であった．特に，SDHx 遺伝子変異のある症例はすべて PR か SD（安定）であった[31]．今後の臨床試験においても，治療効果と遺伝学的背景との関連性が示されることが予想され，治療選択肢を考えるにあたって遺伝学的検査が重要な因子になっていく可能性がある．

### 終わりに

これまでの臨床データの蓄積から判断すると，腹腔や胸腔に発生する傍神経節腫と HNPGL とは臨床症状だけではなく，遺伝学的背景，悪性比率など多くの違いがある．過去の多くの報告が，全身の PPGL を対象としたデータとなっており，これらの結果を HNPGL に外挿することは適切ではない可能性がある．遺伝学的要素があることを考慮すると，地域差や人種差が生じる可能性もあり，日本においても HNPGL の臨床遺伝学的なデータ集積が重要な意味をもってくることが想定される．

現在，日本頭頸部傍神経節腫研究会のもとで全国的な症例集積体制が整備されてきており，臨床情報だけではなく遺伝学的情報を加味したデータ基盤が作成されつつある．今後の展開に期待をす

るとともに，将来的には，HNPGL の腫瘍形成や
進展に関与する要素を標的とした治療が開発され
ることが期待される．

## 参考文献

1）Erickson D, Kudva YC, Ebersold MJ, et al：
Benign paragangliomas：clinical presentation
and treatment outcomes in 236 patients. J Clin
Endocrinol Metab, **86**：5210-5216, 2001.

2）Williams MD, Tischler AS：Update from the
4th Edition of the World Health Organization
Classification of Head and Neck Tumours：
Paragangliomas. Head Neck Pathol, **11**：88-95,
2017.

3）Gardner P, Dalsing M, Weisberger E, et al：
Carotid body tumors, inheritance, and a high
incidence of associated cervical paraganglio-
mas. Am J Surg, **172**：196-199, 1996.

4）Lee JH, Barich F, Karnell LH, et al：National
Cancer Data Base report on malignant para-
gangliomas of the head and neck. Cancer, **94**：
730-737, 2002.

5）Hamidi O, Young WF Jr, Iniguez-Ariza NM, et
al：Malignant Pheochromocytoma and Para-
ganglioma：272 Patients Over 55 Years. J Clin
Endocrinol Metab, **102**：3296-3305, 2017.

6）Granberg D, Juhlin CC, Falhammar H：Meta-
static Pheochromocytomas and Abdominal
Paragangliomas. J Clin Endocrinol Metab,
**106**：e1937-e1952, 2021.

7）Bausch B, Schiavi F, Ni Y, et al：Clinical Char-
acterization of the Pheochromocytoma and
Paraganglioma Susceptibility Genes SDHA,
TMEM127, MAX, and SDHAF2 for Gene-
Informed Prevention. JAMA Oncol, **3**：1204-
1212, 2017.

8）Offergeld C, Brase C, Yaremchuk S, et al：
Head and neck paragangliomas：clinical and
molecular genetic classification. Clinics（Sao
Paulo, Brazil）, **67** Suppl 1：19-28, 2012.

9）Buffet A, Burnichon N, Favier J, et al：An
overview of 20 years of genetic studies in
pheochromocytoma and paraganglioma. Best
Pract Res Clin Endocrinol Metab, **34**：101416,
2020.

10）Neumann HP, Erlic Z, Boedeker CC, et al：
Clinical predictors for germline mutations in
head and neck paraganglioma patients：cost
reduction strategy in genetic diagnostic pro-
cess as fall-out. Cancer Res, **69**：3650-3656,
2009.

11）Straughan DM, Neychev VK, Sadowski SM, et
al：Preoperative Imaging Features are Associ-
ated with Surgical Complications Following
Carotid Body Tumor Resection. World J Surg,
**39**：2084-2089, 2015.

12）Fruhmann J, Geigl JB, Konstantiniuk P, et al：
Paraganglioma of the carotid body：treatment
strategy and SDH-gene mutations. Eur J Vasc
Endovasc Surg, **45**：431-436, 2013.

13）Yonamine M, Wasano K, Aita Y, et al：Preva-
lence of Germline Variants in a Large Cohort
of Japanese Patients with Pheochromocytoma
and/or Paraganglioma. Cancers（Basel）, **13**：
4014, 2021.

14）Yoshihama K, Mutai H, Sekimizu M, et al：
Molecular basis of carotid body tumor and
associated clinical features in Japan identified
by genomic, immunohistochemical, and clinical
analyses. Clin Genet, **103**：466-471, 2023.
Summary 日本人 CBT 症例 30 例に包括的遺
伝学的解析を行い，病的バリアントを 15 例
（50%）で検出した．*SDHB* がもっとも頻出のバ
リアントで，次いで *SDHA*, *SDHD* が多かった．

15）Curras-Freixes M, Inglada-Perez L, Man-
cikova V, et al：Recommendations for somatic
and germline genetic testing of single pheo-
chromocytoma and paraganglioma based on
findings from a series of 329 patients. J Med
Genet, **52**：647-656, 2015.

16）Kim JH, Kim MJ, Kong SH, et al：Characteris-
tics of germline mutations in Korean patients
with pheochromocytoma/paraganglioma. J
Med Genet, **59**：56-64, 2022.

17）Lima JV Jr, Scalissi NM, de Oliveira KC, et al：
Germline genetic variants in pheochromocy-
toma/paraganglioma：single-center experi-
ence. Endocr Oncol, **3**：e220091, 2023.

18）Nolting S, Bechmann N, Taieb D, et al：Person-
alized Management of Pheochromocytoma and
Paraganglioma. Endocr Rev, **43**：199-239, 2022.

19）Taïeb D, Nölting S, Perrier ND, et al：Manage-
ment of phaeochromocytoma and paragangli-

oma in patients with germline SDHB pathogenic variants : an international expert Consensus statement. Nat Rev Endocrinol, **20** : 168-184, 2024.

Summary *SDHB* 遺伝子バリアントによる褐色細胞腫と傍神経節腫では局所進行が早く，再発転移が多いため，積極的な治療が必要になる．

20) Taïeb D, Wanna GB, Ahmad M, et al : Clinical consensus guideline on the management of phaeochromocytoma and paraganglioma in patients harbouring germline SDHD pathogenic variants. Lancet Diabetes Endocrinol, **11** : 345-361, 2023.

Summary *SDHD* 遺伝子バリアントによる褐色細胞腫と傍神経節腫では多発性・両側性のリスクが高く，臨床的な管理は複雑であり，患者の不利益を最小化する配慮が必要である．

21) Andrews KA, Ascher DB, Pires DEV, et al : Tumour risks and genotype-phenotype correlations associated with germline variants in succinate dehydrogenase subunit genes SDHB, SDHC and SDHD. J Med Genet, **55** : 384-394, 2018.

22) Lenders JW, Duh QY, Eisenhofer G, et al : Pheochromocytoma and paraganglioma : an endocrine society clinical practice guideline. J Clin Endocrinol Metab, **99** : 1915-1942, 2014.

23) Gimenez-Roqueplo AP, Caumont-Prim A, Houzard C, et al : Imaging work-up for screening of paraganglioma and pheochromocytoma in SDHx mutation carriers : a multicenter prospective study from the PGL. EVA Investigators. J Clin Endocrinol Metab, **98** : E162-E173, 2013.

24) McCrary HC, Babajanian E, Calquin M, et al : Characterization of Malignant Head and Neck Paragangliomas at a Single Institution Across Multiple Decades. J JAMA Otolaryngol Head Neck Surg, **145** : 641-646, 2019.

25) Ellis RJ, Patel D, Prodanov T, et al : The presence of SDHB mutations should modify surgical indications for carotid body paragangliomas. Ann Surg, **260** : 158-162, 2014.

26) Fisch U, Mattox DE : Microsurgery of the skull base. Thieme, Stuttgart ; New York, 1988.

27) Jansen TTG, Timmers H, Marres HAM, et al : Results of a systematic literature review of treatment modalities for jugulotympanic paraganglioma, stratified per Fisch class. Clin Otolaryngol, **43** : 652-661, 2018.

28) Ilanchezhian M, Jha A, Pacak K, et al : Emerging Treatments for Advanced/Metastatic Pheochromocytoma and Paraganglioma. Curr Treat Options Oncol, **21** : 85, 2020.

29) Hadoux J, Favier J, Scoazec JY, et al : SDHB mutations are associated with response to temozolomide in patients with metastatic pheochromocytoma or paraganglioma. Int J Cancer, **135** : 2711-2720, 2014.

30) Wang K, Crona J, Beuschlein F, et al : Targeted Therapies in Pheochromocytoma and Paraganglioma. J Clin Endocrinol Metab, **107** : 2963-2972, 2022.

31) O'Kane GM, Ezzat S, Joshua AM, et al : A phase 2 trial of sunitinib in patients with progressive paraganglioma or pheochromocytoma : the SNIPP trial. Br J Cancer, **120** : 1113-1119, 2019.

MB ENT, 299：51-56, 2024

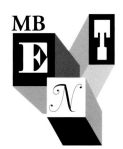

◆特集・知っておきたい耳鼻咽喉科の遺伝性疾患―診断と対応―

# 多発性内分泌腫瘍症 2 型・甲状腺髄様癌

木原　実*1　赤水尚史*2

**Abstract**　多発性内分泌腫瘍症 2 型(MEN2)は甲状腺髄様癌，褐色細胞腫，原発性副甲状腺機能亢進症などを発症する常染色体顕性(優性)遺伝性疾患で，発症する関連疾患から臨床的にMEN2A と MEN2B に分類される．いずれの型でも甲状腺髄様癌の浸透率はほぼ 100％であり，若年発症の可能性も高く，褐色細胞腫とともに MEN2 症例の生命予後に大きく影響する．原因遺伝子は RET 遺伝子であり，RET 遺伝子病的バリアント部位と臨床病型(表現型)には相関がある．必ず褐色細胞腫の有無を検索し発症している場合には，甲状腺手術に先行して手術を行う．甲状腺髄様癌では，手術が根治可能な唯一の治療法であり，甲状腺全摘術を行う．RET 遺伝子病的バリアント保有未発症者に対して，甲状腺髄様癌の発症前に根治を期待して予防的甲状腺全摘術も欧米を中心に行われている．

**Key words**　多発性内分泌腫瘍症 2 型(MEN2)，甲状腺髄様癌(medullary thyroid carcinoma)，RET 遺伝子(RET gene)，カルシトニン(calcitonin)，甲状腺全摘術(total thyroidectomy)，褐色細胞腫(pheochromocytoma)

## はじめに

　多発性内分泌腫瘍症 2 型(multiple endocrine neoplasia type 2：MEN2)は甲状腺髄様癌，褐色細胞腫，原発性副甲状腺機能亢進症などを発症する常染色体顕性(優性)遺伝性疾患で，疫学的頻度は 3 万人に 1 人と推定される[1]．発症する関連疾患から臨床的に MEN2A(甲状腺髄様癌，褐色細胞腫，原発性副甲状腺機能亢進症を発症)と MEN2B(甲状腺髄様癌，褐色細胞腫を発症し，Marfan 様体形，口唇舌粘膜神経腫，腸管神経節腫，角膜神経肥厚などの特徴を伴う)に分類される．また，家系内に甲状腺髄様癌のみが発症する家族性甲状腺髄様癌(familial medullary thyroid carcinoma：FMTC)も存在するが，頻度は稀であるが褐色細胞腫や原発性副甲状腺機能亢進症の発症報告例があることから，MEN2A の浸透率の低い亜型と考えられている．甲状腺髄様癌以外の病変の浸透率

**表 1**．MEN2 関連疾患の臨床病型別浸透率

| 臨床病型(%) / 関連病変 | MEN2A (85%) | FMTC (10%) | MEN2B (5%) |
|---|---|---|---|
| 甲状腺髄様癌 | 100% | 100% | 100% |
| 褐色細胞腫 | 60% | 0% | 70% |
| 原発性副甲状腺機能亢進症 | 10% | 0% | 0% |
| 粘膜神経腫 | 0% | 0% | 100% |
| Marfan 様体型 | 0% | 0% | 80% |

は各臨床型によって異なるが，いずれの型であれ MEN2 では甲状腺髄様癌の生涯発症率はほぼ 100％である(表1)．本稿では，主に MEN2 の甲状腺髄様癌について解説する．

## 甲状腺髄様癌の概要

　甲状腺髄様癌は全甲状腺癌の約 1％と比較的稀な疾患で，甲状腺分化癌(乳頭癌や濾胞癌)と異なり，C 細胞(傍濾胞細胞)を発生起源とする．触診

*1 Kihara Minoru，〒 650-0011 兵庫県神戸市中央区下山手通 8-2-35　隈病院外科，外科科長
*2 Akamizu Takashi，同病院内科，院長

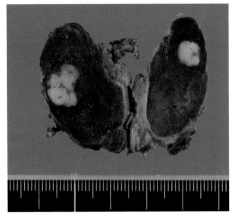

**図 1.** MEN2 髄様癌の摘出標本割面
髄様癌は両葉の甲状腺頭側 1/3 に
生じている

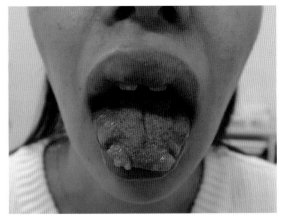

**図 2.** MEN2B 患者の顔面下部
口唇は肥厚し，口唇と舌には多数の粘膜神経腫が
みられる．MEN2B に特徴的である

では癌自体がやわらかいことも多く，辺縁平滑で浸潤所見に乏しく，良性と誤認されやすい．リンパ節転移はしばしば高頻度かつ高度で，肝臓，骨，肺などへの血行性転移が起こりやすい．遺伝性のものと散発性のものとが存在し，MEN2 に関連する遺伝性甲状腺髄様癌は全甲状腺髄様癌の約30〜40%を占める．散発性では腫瘍は一側葉に単発性に発症するが，遺伝性では甲状腺の両側性・多中心性に発生する．解剖学的に C 細胞は甲状腺の頭側 1/3 に多く集中して存在していることから，遺伝性，散発性ともに甲状腺髄様癌は同部分に生じることが多い(図1)．散発性の手術時年齢は平均50歳台であるが，遺伝性では若年時にすでに甲状腺髄様癌を発症していることが多い．

### 1．腫瘍マーカー

乳頭癌や濾胞癌と異なり，C 細胞(傍濾胞細胞)を発生母地とする甲状腺髄様癌ではカルシトニンと CEA が有用な腫瘍マーカーとなる．特に，カルシトニンは CEA よりも感度・特異度ですぐれている．本邦では2015年からカルシトニンの測定方法が以前の RIA 法から ECLIA 法に変更となり，特に低値での感度が非常に改良され，基準値も大幅に変更されたため，既報の報告を参考にする際は測定した時期によっては単純には比較できないことに注意が必要である[2)3)]．

### 2．診 断

甲状腺髄様癌の典型的な超音波所見は「牡丹雪状」であるが，このような典型例はむしろ少なく，多種多様で良性を疑う所見が多い．したがって，腫瘍に対する穿刺吸引細胞診が基本となり，細胞診の結果から初めて髄様癌と疑われることもあるが，小濾胞様に出現し核は明るく核内細胞質封入体や核溝がみられることもあり，細胞診でも髄様癌と診断することが困難なこともよく経験する．特徴的にはアミロイドが認められれば髄様癌を強く疑う．また，血清カルシトニン値測定や穿刺針洗浄液のカルシトニン値測定[4)]，細胞診検体のカルシトニン免疫染色[5)]も補助診断に有用である．たとえば，甲状腺結節の穿刺吸引細胞診が良性の診断であっても，血清や穿刺針洗浄液のカルシトニン値が高値であれば，甲状腺髄様癌の存在が非常に強く疑われる．*RET* 遺伝子に病的バリアントが確認されている MEN2 家系で，血清カルシトニン値が異常高値であれば，甲状腺髄様癌の存在が強く示唆されるので甲状腺腫瘍への穿刺吸引細胞診を省略することができる．また，「はじめに」で述べたように，MEN2B では身体的特徴がみられるため，外見で MEN2A と区別することは容易である(図2)．

### MEN2 臨床診断基準[1)]

1．以下のうちいずれかを満たすものを MEN2 (MEN2A または MEN2B)と診断する．

1）甲状腺髄様癌と褐色細胞腫を有する．

2）上記2病変のいずれかを有し，一度近親者 (親，子，同胞)に MEN2 と診断された者がいる．

表 2. 主な *RET* 遺伝子病的バリアント部位と
髄様癌リスクレベルおよび臨床病型との関係

| エクソン | コドン | 髄様癌リスクレベル | 臨床病型 MEN2A/FMTC | MEN2B |
|---|---|---|---|---|
| 8 | 533 | MOD | ● | |
| 10 | 609 | MOD | ● | |
| 10 | 611 | MOD | ● | |
| 10 | 618 | MOD | ● | |
| 10 | 620 | MOD | ● | |
| 11 | 630 | MOD | ● | |
| 11 | 631 | MOD | ● | |
| 11 | 634 | H | ● | |
| 11 | 666 | MOD | ● | |
| 13 | 768 | MOD | ● | |
| 13 | 790 | MOD | ● | |
| 14 | 804 | MOD | ● | |
| 15 | 883 | H | ● | |
| 15 | 891 | MOD | ● | |
| 16 | 912 | MOD | ● | |
| 16 | 918 | HST | | ● |

HST：highest risk，H：high risk，MOD：moderate risk

３）上記 2 病変のいずれかを有し，*RET* 遺伝子の病的バリアントが確認されている．

２．以下を満たすものを FMTC と診断する．

家系内に甲状腺髄様癌を有し，かつ甲状腺髄様癌以外の MEN2 関連病変を有さない患者が複数いる．

### *RET* 遺伝学的検査

MEN2 の遺伝は常染色体顕性（優性）遺伝形式で，原因遺伝子は 10 番染色体 11.2 に位置する *RET* 遺伝子であり，遺伝性甲状腺髄様癌の 98% 以上で *RET* 遺伝子の病的バリアントが検出される．国内外のガイドライン[1)6)~8)]では，すべての甲状腺髄様癌には *RET* 遺伝学的検査が強く推奨されている．その理由として，遺伝性か散発性かをほぼ確実に鑑別できること，*RET* 遺伝子病的バリアント部位と臨床病型（表現型）との相関がみられ関連疾患の発症率や甲状腺髄様癌の悪性度が異なること（表 2），病的バリアントの有無によって術式が変わること（散発性であれば甲状腺片葉切除でもよいが，遺伝性であれば甲状腺全摘術が推奨される），遺伝性の場合その家族スクリーニングを通して血縁者の MEN2 症例を早期発見・早期治療につなぐことが可能になること，さらには臨床的にはまだ病変を発症していない *RET* 遺伝子病的バリアント保有未発症者を同定することができることなどが挙げられる．なお，甲状腺髄様癌症例で他の MEN2 関連疾患も家族歴もなく，臨床上は一見散発性と思われる症例でも *RET* 遺伝学的検査を行うと 15% 程度は遺伝性であることが判明する[9)]．言い換えれば，*RET* 遺伝学的検査をしなければ，15% 程度は遺伝性であることを見落とすことになる．よって，遺伝性か散発性かの最終的な診断は遺伝学的検査の結果によるべきである[7)]．本邦では 2016 年 4 月から甲状腺髄様癌に対する *RET* 遺伝学的検査が保険収載された．ただし，保険適用は遺伝性甲状腺髄様癌（すなわち MEN2）が疑われる場合に限り算定できることになっているため，甲状腺髄様癌の診断が確定（①

すでに手術が行われ，病理診断で髄様癌と確定，または ② 穿刺吸引細胞診で甲状腺髄様癌が疑われ，かつ血清カルシトニン（＋CEA）値が高値）していない段階での *RET* 遺伝学的検査は保険適用にはならない．したがって，甲状腺髄様癌が診断されていない血縁者に対する *RET* 遺伝学的検査は自費診療になることには注意が必要である．なお，遺伝学的検査の前には遺伝カウンセリングを実施し，患者やその家族のニーズに対応する様々な情報を提供し，患者・家族が正確な医学的知識・将来の予測などを理解したうえで意思決定ができるようにしなければならない．

### 治 療

遺伝性甲状腺髄様癌と診断されると，MEN2 関連疾患である褐色細胞腫や原発性副甲状腺機能亢進症などの検索も行う．MEN2 の褐色細胞腫に関しては，通常は甲状腺髄様癌が先行し，30〜40 歳で約半数が発症するが，同時発症（診断）や褐色細胞腫が先に発症する場合もある[1)]．甲状腺手術の

際に褐色細胞腫が見つかっている場合は，必ず褐色細胞腫の手術を先行すべきである．褐色細胞腫に気づかずに甲状腺手術を行うと，死亡のリスクがあり，きわめて危険である．

### 1．手　術

現時点では手術療法のみが根治を期待できる唯一の決定的な治療法である．遺伝性，すなわちMEN2であれば多くの症例で診断時すでに甲状腺両葉に髄様癌が多発していることから，手術時にたとえ病変が単発であるようにみえても甲状腺全摘術を行う．なぜなら，片葉切除では将来，残存甲状腺から新たに髄様癌が生じる可能性がきわめて高いからである．リンパ節転移は比較的高率にみられ，しかも腫瘍径が大きくなるほどリンパ節転移の頻度は高くなる．系統的リンパ節郭清群と非郭清群との比較では，郭清群で術後カルシトニン値の正常化率が高かったとの報告がある[10]．米国甲状腺学会（ATA）の甲状腺髄様癌に関するガイドライン2015[6]では，血清カルシトニン値が高値でない場合で明らかなリンパ節転移がなければ，外側区域の予防的頸部リンパ節郭清は勧めてはいない．本邦の甲状腺腫瘍診療ガイドライン2018[7]では中央区域郭清は必須で，外側区域郭清については臨床的リンパ節転移の有無以外にカルシトニン値や年齢，腫瘍径，甲状腺被膜外浸潤の有無などを考慮して決定すると記載されている．

### 2．分子標的薬療法

最近まで甲状腺髄様癌に対する有効な全身治療はなく，再発，特に遠隔転移をきたした場合の治療は困難をきわめていたが，本邦においても進行再発甲状腺癌に対して2014年以降，複数の分子標的治療薬（ソラフェニブ，レンバチニブ，バンデタニブ）が承認された．残念ながら完全奏効を狙う治療法ではなかったが，2022年に他剤と比べても高い奏効率を示すセルペルカチニブが承認発売され，今後の治療成績が期待される[11]．本来，当薬剤はコンパニオン診断を行ってから使用する薬剤であるが，「RET遺伝子変異陽性の根治切除不能な甲状腺髄様癌」に対する治療薬でもあるため，

生殖細胞系でのRET病的バリアントが判明しているMEN2症例にはコンパニオン診断は不要である．分子標的薬療法は，腫瘍量が多く症候性や進行性の症例が対象となるため，病巣が小さい，腫瘍マーカーは高いが再発巣が不明，病巣の増大が安定／緩徐な症例には通常行わない．

### 予　後

甲状腺髄様癌全体の10年生存率は56〜91％である[1]．一般に遺伝性のほうが散発性よりも予後良好な傾向にあるが，年齢と進行度をマッチさせれば，遺伝性と散発性の生存率に明らかな差はないとされる[1]．遺伝性に関してはRET遺伝子病的バリアント部位によっても異なり，MEN2B（コドン883，918）の予後はもっとも不良である[1]．また，血清カルシトニン値のdoubling timeやdoubling rateを求めることは生命予後を予測するうえで非常に有用である[12]〜[14]．なお，MEN2症例で甲状腺髄様癌治療後の死因でもっとも多い疾患は褐色細胞腫であり，MEN2では長期にわたる褐色細胞腫のサーベイランスも重要である[1]．

### 遺伝性甲状腺髄様癌に対する予防的甲状腺全摘術

MEN2における甲状腺髄様癌の浸透率はほぼ100％であり，若年発症の可能性が高く，褐色細胞腫とともにMEN2症例の生命予後に大きく影響する．一方，MEN2発端者症例の家族スクリーニングにおける遺伝学的検査により，同一のRET遺伝子病的バリアントが認められるが臨床的にはMEN2のいずれの関連疾患も発症していないRET遺伝子病的バリアント保有未発症者を同定することができる．明らかに甲状腺髄様癌が発症してからではリンパ節などに転移していることも多く，手術をしても根治術とはなり得ない（生化学的治癒が得られない）場合も多いので，甲状腺髄様癌の発症前に甲状腺を「予防的」に全摘出することは根治につながる．ATAの甲状腺髄様癌に関するガイドライン2015[6]によるとMEN2患者の血縁者でRET遺伝子病的バリアントが判明し

**表 3.** *RET* 遺伝子病的バリアントに基づく遺伝性髄様癌リスクレベルと臨床的対応

| ATA ガイドライン 2015<br>髄様癌リスクレベル | 小児への対応 |
|---|---|
| HST<br>(highest risk) | 1 歳または生後 1 か月以内に手術すべきである. |
| H<br>(high risk) | カルシトニン値に基づいて 5 歳までに手術すべきである.<br>カルシトニン高値の場合はそれ以前に施行する. |
| MOD<br>(moderate risk) | 5 歳から検査を開始. カルシトニン値の上昇がみられたら<br>手術すべきである. |

（文献 6 より一部抜粋）

ている場合は，根治が期待できることから pro-phylactic thyroidectomy（予防的甲状腺全摘術）が強く推奨されている．*RET* 遺伝子病的バリアント部位により，その甲状腺髄様癌の発症時期や悪性度が異なることから，同ガイドラインでは *RET* 遺伝子病的バリアント部位によって 3 つのリスクグループに分類し，予防的甲状腺全摘術を含めた臨床的対応を示している[6]（表3）．同ガイドラインは欧米のデーターから過去にもっとも早く発症した年齢をもとにして，主にもっとも早い症例を見逃さないように策定されている[6]．以前より，欧米ではこの *RET* 遺伝子病的バリアント保有未発症者に予防的甲状腺全摘術が行われてきたが，これには甲状腺髄様癌が真に未発症の正常甲状腺の全摘と，すでに微小な髄様癌が発症している甲状腺を極早期治療目的に全摘する両方の場合が混在している．当然であるが，本術式での予後は極めて良好である．一方，幼児期での手術は合併症や周術期の管理における問題の懸念もあり，本術式での永久性副甲状腺機能低下症は 20%，反回神経麻痺は 5% とする報告がある[15]．一方，本邦においては何歳から *RET* 遺伝学的検査を勧めるか，病的バリアントの部位に応じて何歳から甲状腺全摘術を勧めるかに関してのコンセンサスは存在していない．そのため，本邦の甲状腺腫瘍診療ガイドライン 2018[7]では「未発症変異キャリアに対して一律に予防的甲状腺全摘を行うことは推奨しない」と記載されている．また本邦では，保険制度の制限もあり，ほとんどの施設で本術式は行われていないのが現状と思われる．当院では *RET* 遺伝子病的バリアント保有未発症者に対してカルシウム負荷試験を行い，反応がみられれ

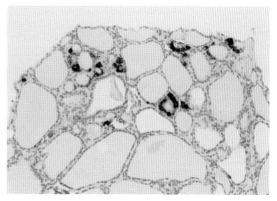

**図 3.** C 細胞過形成（カルシトニン免疫染色）
染色されているのが C 細胞であり，散在性に，また集塊を形成する C 細胞の数が増加している．MEN2 において髄様癌の前段階（前癌病変）とされている．実際の手術標本では通常，髄様癌と C 細胞過形成が混在してみられる

ば，すでに微小な髄様癌，少なくともその前段階（前癌病変）の C 細胞過形成（図3）が生じていると考えて，甲状腺全摘術を勧めている[16]．

## まとめ

日常よくみられる甲状腺分化癌と異なり，MEN2 の遺伝性甲状腺髄様癌は決して頻度の高い疾患ではないが，臨床上注意すべき点は多く，診療において特別の配慮が必要となる．

## 文 献

1) 多発性内分泌腫瘍症診療ガイドブック編集委員会（編）：多発性内分泌腫瘍症診療ガイドブック. 金原出版, 2013.
2) Kihara M, Miyauchi A, Kudo T, et al：Reference values of serum calcitonin with calcium stimulation tests by electrochemiluminescence immunoassay before/after total thyroidectomy

in Japanese patients with thyroid diseases other than medullary thyroid carcinoma. Endocr J, **63**(7)：627-632, 2016.

3) Kihara M, Miyauchi A, Kudo T, et al：Serum calcitonin reference values for calcium stimulation tests by electrochemiluminescence immunoassay in Japanese men with non-medullary thyroid carcinoma. Surg Today, **48**(2)：223-228, 2018.

4) Kihara M, Hirokawa M, Kudo T, et al：Calcitonin measurement in fine-needle aspirate washout fluid by electrochemiluminescence immunoassay for thyroid tumors. Thyroid Res, **11**：15, 2018.
Summary 結節が甲状腺髄様癌と診断できる穿刺針洗浄液のカルシトニン値のカットオフ値は 21 pg/mL である.

5) Suzuki A, Hirokawa H, Nami Takada N, et al：Fine-needle aspiration cytology for medullary thyroid carcinoma：a single institutional experience in Japan. Endocr J, **64**(11)：1099-1104, 2017.

6) Wells SA Jr, Asa SL, Dralle H, et al：Revised American Thyroid Association guidelines for the management of medullary thyroid carcinoma. American Thyroid Association Guidelines Task Force on Medullary Thyroid Carcinoma. Thyroid, **25**：567-610, 2015.

7) 甲状腺腫瘍診療ガイドライン作成委員会（編）：甲状腺腫瘍診療ガイドライン 2018. 内分泌・甲状腺外会誌, 35：増刊号, 2018.

8) Mitchell AL, Gandhi A, Scott-Coombes D, et al：Management of thyroid cancer：United Kingdom National Multidisciplinary Guidelines. J Laryngol Otol, **130**：S150-S160, 2016.

9) Kihara M, Miyauchi A, Yoshioka K, et al：Germline *RET* Mutation Carriers in Japanese Patients with Apparently Sporadic Medullary Thyroid Carcinoma：A Single Institution Experience. Auris Nasus Larynx, **43**：551-555, 2016.
Summary 臨床的には一見散発性と思われる甲状腺髄様癌症例に *RET* 遺伝学的検査を行うと，15%に *RET* 遺伝子病的バリアントが判明

する.

10) Lorenz K, Elwerr M, Machens A, et al：Hypercalcitoninemia in thyroid conditions other than medullary thyroid carcinoma：a comparative analysis of calcium and pentagastrin stimulation of serum calcitonin. Langenbecks Arch Surg, **398**：403-409, 2013.

11) Wirth LJ, Sherman E, Robinson B, et al.：Efficacy of Selpercatinib in *RET*-Altered Thyroid Cancers. N Engl J Med, **383**：825-835, 2020.

12) Ito Y, Miyauchi A, Kihara M, et al：Calcitonin doubling time in medullary thyroid carcinoma after the detection of distant metastases keenly predicts patients' carcinoma death. Endocr J, **63**(7)：663-667, 2016.

13) Miyauchi A, Kudo T, Kihara M, et al：Spontaneous Deceleration and Acceleration of Growth Rate in Medullary Thyroid Carcinomas Suggested by Changes in Calcitonin Doubling Times Over Long-Term Surveillance. World J Surg, **43**(2)：504-512, 2019.
Summary 甲状腺髄様癌術後のカルシトニン値の doubling time を調べると，腫瘍の縮小や増大が示唆される.

14) Kihara M, Miyauchi A, Masuoka H, et al：Kinetic analysis of the growth rate of sporadic and hereditary medullary thyroid carcinoma：comparing the postoperative calcitonin-doubling rate with the hypothetical preoperative tumor volume-doubling rate. Thyroid Res, **13**：13, 2020.

15) Kluijfhout WP, van Beek DJ, Verrijn Stuart AA, et al：Postoperative Complications After Prophylactic Thyroidectomy for Very Young Patients With Multiple Endocrine Neoplasia Type 2：Retrospective Cohort Analysis. Medicine(Baltimore), **94**：e1108, 2015.

16) 木原 実：MEN2 の予防的甲状腺全摘. 内分泌・甲状腺外会誌, **34**(1)：41-44, 2017.
Summary 血清カルシトニン値が正常でも，カルシウム負荷試験で反応がみられる場合はすでに微小な髄様癌または C 細胞過形成が生じている.

MB ENT, 299：57-63, 2024

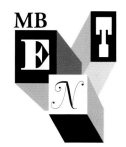

◆特集・知っておきたい耳鼻咽喉科の遺伝性疾患―診断と対応―

# 頭頸部癌とゲノム医療

安藤瑞生[*1]　秋定直樹[*2]

**Abstract**　がんゲノム医療の入口は，がん遺伝子パネル検査によってがんに生じた遺伝子異常の包括的プロファイルを取得し，薬物治療の適応を判断することである．しかし，発がん原因と考えられる遺伝子異常が検出されたとしても，対応する治療薬が国内において使用可能であるとは限らず，実際に投与される割合は全がんで1割程度と報告されている．現在のがんゲノム医療の治療標的として最適なのは，強い発がんドライバー（活性型変異）があって，その阻害薬が開発可能な場合である．腺癌系では薬剤が比較的多く，扁平上皮癌では少ないという構図は，頭頸部に限らず他臓器でも同様である．これまでの頭頸部癌診療において，患者に臨床試験への参加を勧める機会はさほど多くなかったと思われるが，がんゲノム医療の時代には，がん種（臓器）横断的に連携し，耳鼻咽喉科・頭頸部外科医も臨床試験に患者を登録する役割が求められる．

**Key words**　高精度医療(precision medicine)，がんゲノム医療(cancer genomic medicine)，がん遺伝子パネル検査(cancer gene panel)，次世代シーケンス(next generation sequencing)，頭頸部癌(head and neck cancer)

## はじめに

本邦のがんゲノム医療は，「ゲノム医療を必要とするがん患者が，全国どこにいてもがんゲノム医療を受けられる体制を段階的に構築する」という第3期がん対策推進基本計画の方針に沿って進められてきた．2018年にはがんゲノム情報管理センター(Center for Cancer Genomics and Advanced Therapeutics：C-CAT)が国立がん研究センター内に設置され，全国のがんゲノム医療中核拠点病院などとともに，がんゲノム医療情報の集約・保管，保険診療の質の向上，新たな医療の創出を目指している[1]．2019(令和元)年には2つのがん遺伝子パネル検査(OncoGuide NCC オンコパネル，FoundationOne CDx がんゲノムプロファイル)が「がんゲノムプロファイリング検査」として保険収載され，令和元年は本邦のがんゲノム医療元年となった．現在では全国13か所のがんゲノム医療中核拠点病院，32か所のがんゲノム医療拠点病院，約210か所のがんゲノム医療連携病院において，保険診療としてのがん遺伝子パネル検査を受けることが可能となっている．ただし，診療報酬算定には後述するエキスパートパネルでの検討を経る必要があり，エキスパートパネルを開催できるのは中核拠点病院と拠点病院であることから，連携病院でだけでは完結できない仕組みになっている．なお，パネルとは集合体の意味であり，がん遺伝子「パネル」検査では数百個の遺伝子解析能を搭載していること，エキスパート「パネル」では症例検討のために主治医，病理医，薬物療法医，遺伝カウンセラー，バイオインフォマティシャンなど多数の専門家が集まることを指す．

[*1] Ando Mizuo，〒 700-8558 岡山県岡山市北区鹿田町 2-5-1　岡山大学学術研究院医歯薬学域耳鼻咽喉・頭頸部外科学，教授
[*2] Akisada Naoki，同，医員

## がん遺伝子パネル検査を用いたがんゲノム医療

「がんゲノム医療」という語はときに誤解を生むかもしれないが，がんゲノム（＝遺伝情報の総体）自体が医療に使用されるわけではなく，がんゲノム情報の一部（がん関連遺伝子の異常）を precision medicine のためのバイオマーカーとして利用するものである．がん患者個人にとっては，外科治療や放射線治療のようなイメージで「がんゲノム医療」という治療選択肢が用意されているわけではなく，薬物療法の適応を探るための "検査" を受けることから始まる，と説明するほうが理解されやすい．この検査ツールが「がん遺伝子パネル検査」であり，手術や生検で得られた組織検体から数百個のがん関連遺伝子異常（＝バイオマーカー）を一括解析する比較的高額（56,000点）な臨床検査である．2021年には，末梢血液中に循環している腫瘍細胞由来 DNA（circulating tumor DNA：ctDNA）を用いるパネルも保険収載された．手術や生検で得られた組織検体は，初回治療で摘出された原発巣であったり，再発時点の局所病巣の一部であるために必ずしも再発時の現状を反映していない懸念があるが，ctDNA 検体では当該時点で最新のがん遺伝子異常プロファイルを全身的に正確に判断できる可能性がある．ただし，ctDNA 量が不十分な場合に偽陰性となることがあり，特に融合遺伝子の検出には劣るとされている．

がん遺伝子パネル検査が従来の遺伝子検査と本質的に異なる点は，① 検査対象遺伝子が相当多数であること，② がん種横断的（tumor agnostic）であることの2点である．従来の遺伝子検査は当該疾患に特徴的な1〜数個の遺伝子を解析対象とするものであった．一方，現行のがん遺伝子パネル検査は，がん種によらず数百個のがん関連遺伝子を一度の検査で解析するものであり，次世代シーケンス技術の進歩によって医療現場にもたらされたものである[2]．

がん種横断性はがんゲノム医療の基本概念であり，臓器別のバイオマーカーではなく，遺伝子異常の観点からがんを包括的に解釈しようとするものである．例として，*ALK* 遺伝子に異常を有する腫瘍を ALKoma と称し，この概念に含まれる肺癌，リンパ腫，腎癌，甲状腺癌などは ALK 阻害薬の有効性が示されている．ただし，同一の遺伝子異常を有していても，がん種によって治療反応性がかなり異なる場合もある（例：悪性黒色腫，大腸癌，甲状腺癌などにおける *BRAF* 遺伝子 V600E 変異に対する BRAF 阻害療法）．

## がん遺伝子パネル検査の留意点

がん遺伝子パネル検査によって薬物治療の適応を判断することががんゲノム医療の入口となる．しかし，発がん原因と考えられる遺伝子異常が検出されたとしても，対応する治療薬が国内において使用可能であるとは限らず，実際に投与される割合は1割程度と報告されている[3]．少なくとも不備によって貴重な治療機会を逸することがないように，留意点を以下に示す．

### 1．検査の適応と検体の品質

2023年末時点の保険収載は，組織検体を用いるものでは前述の2つおよび「GenMineTOP がんゲノムプロファイリングシステム」，末梢血液検体を用いるものは「FoundationOne Liquid CDx がんゲノムプロファイル」と「Guardant360 CDx がん遺伝子パネル」である．他にも自費診療や先進医療として実施される様々なパネルが開発されており，臨床検査としてのがん遺伝子パネル検査は日進月歩である．

保険診療で実施可能な適応のポイントは，「固形がん」「標準治療がない，または終了（見込み）」「患者1人につき1回限り」である．例外として，組織検体で実施した検査において包括的な結果を得られなかった場合，血液を検体とする検査を含めて2回に限り算定できる．

がん遺伝子パネル検査の基盤となる次世代シーケンス技術は，微量な核酸（DNA や RNA）断片を解析するものであり，検体の品質が高いことが要

表 1. 治療効果に関するエビデンスレベル分類

| 基　準 | 分類 |
|---|---|
| 当該がん種，国内承認薬がある／FDA 承認薬がある／ガイドライン記載されている． | A |
| 当該がん種，統計的信憑性の高い臨床試験・メタ解析と専門家間のコンセンサスがある． | B |
| 他がん種，国内または FDA 承認薬がある／他がん種，統計的信憑性の高い臨床試験・メタ解析と専門家間のコンセンサスがある／がん種にかかわらず，規模の小さい臨床試験で有用性が示されている． | C |
| がん種にかかわらず，症例報告で有用性が示されている． | D |
| 前臨床試験(in vitro や in vivo)で有用性が報告されている． | E |
| がん化に関与することが知られている． | F |
| 薬剤耐性への関与に関して，臨床試験で統計学的検定により確度高く耐性バリアントであると判明している． | R1 |
| 薬剤耐性への関与に関して，耐性二次変異などとして報告があり細胞実験や構造解析などで検証されている． | R2 |
| 薬剤耐性への関与に関して，前臨床試験で耐性バリアントと評価されている． | R3 |

【薬剤への到達性の指標】
1 当該がん種，国内承認薬がある．
2 当該がん種，国内臨床試験がある．
3 他がん種，国内承認薬がある(適応外)．
4 当該がん種，海外臨床試験がある．
5 がん種にかかわらず，FDA 承認薬がある．
6 上記以外．

求される．ホルマリン固定パラフィン包埋(FFPE)組織標本は徐々に核酸の変性が進むため，採取後 3 年以内の検体が推奨される．頭頸部領域では検体に骨組織を含むことも多いが，脱灰後の検体は変性が強いため検体として適さない．細胞診検体は一般的に不適である．胸水セルブロック検体は腫瘍細胞含有量が少ないため，解析に適さない場合もある．末梢血液標本は，血中に遊離している ctDNA 量が不十分の場合には偽陰性となりやすいため，殺細胞性抗がん薬などの薬物治療後 1 週以内の血液検体は避けることとされている．

検体提出後，検体の品質チェックに始まり，シーケンス解析，そして専門多職種による検討会(エキスパートパネル)での臨床的解釈が必要であるため，最終報告書を得るまでには早くても 2～3 週間を要する．標準治療終了後の担癌患者は必ずしも全身状態が良好ではないことから，検査結果を説明すること，さらに薬剤投与に耐えうるかを考慮して出検する必要がある．実際，数％の患者が全身状態の悪化や死亡により結果説明時の受診ができていないとされており，薬剤投与を目指すための"検査"であることを考えると，避けるべき事態である．

## 2. 原理的に検出されない遺伝子異常

現行検査の限界を意識することも必要である．現在主流のがん遺伝子パネル検査は効率を重視し，数百個程度のがん関連遺伝子のみを解析対象として，塩基置換・挿入／欠失変異，遺伝子増幅・欠失，遺伝子融合の検出に加え，遺伝子変異総量(tumor mutational burden：TMB)，マイクロサテライト不安定性(microsatellite instability：MSI)などを独自のアルゴリズムにより算出している．ヒトの全遺伝子数は約 2 万個であるが，たとえば OncoGuide NCC オンコパネルの解析対象は 124 遺伝子，FoundationOne Liquid CDx がんゲノムプロファイルは 324 遺伝子，GenMineTOP がんゲノムプロファイリングシステムは 737 遺伝子である．ここで用いられている次世代シーケンス技術は 100 塩基対ほどの核酸断片の配列解析に基づくため，エクソン全体や遺伝子全体に及ぶ大きな染色体構造変化(増幅・欠失，再構成)は原理的に検出できない．たとえば，遺伝性乳がん・卵巣がん症候群の原因となる BRCA1 遺伝子異常の約 5％は比較的大きな領域の欠失／挿入が原因であり，MLPA(Multiple Ligation-dependent Probe Amplification)法などでしか検出できない．また，融合遺伝子や遺伝子発現量の検出は DNA ではなく RNA 解析のほうに利があるし，ある遺伝子(そもそも存在していない)に異常が検出されなくても，その遺伝子領域が正常であるとは限らない．この点では，DNA だけでなく RNA を同時

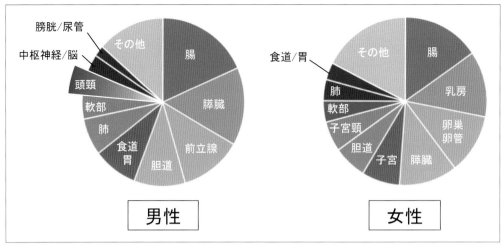

図 1. C-CAT 登録データのがん種内訳

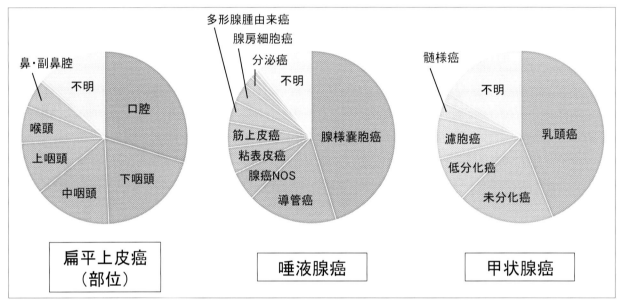

図 2. C-CAT 登録データの頭頸部癌と甲状腺癌の詳細(2021～2023 年の総計)

に解析する GenMineTOP がんゲノムプロファイリングシステムは次世代のがん遺伝子パネル検査であり，融合遺伝子，エクソンスキッピング，発現量をより高精度に解析できる.

### 3．エキスパートパネルとその後

がん遺伝子パネル検査の解析結果は，生データ単独で報告されるわけではなく，中核拠点病院あるいは拠点病院が実施するエキスパートパネルにおいて検討され，臨床的意味づけがなされる．C-CAT は，エキスパートパネルへの支援として，患者ごとに対応する臨床試験情報などを体系的に記載した「C-CAT 調査結果」を提供している[1]．検

査会社が発行する解析結果報告書や C-CAT 調査結果，さらに最新の文献検索や専門家の意見を交えながら，検出された遺伝子異常が当該患者にとって病的意義があるのか，保険診療あるいは臨床試験で投与可能な薬剤があるのか，さらには遺伝性腫瘍の原因となる生殖細胞系列バリアントの可能性などを検討する．治療効果に関して国内で使用されるエビデンスレベルを表 1 に示す．国内臨床試験や薬剤の情報源は，C-CAT が管理する CKDB(Cancer Knowledge Data Base)であり，このデータベースは 1～2 か月に一度更新されている．しかし，臨床試験の募集状況は日々変化す

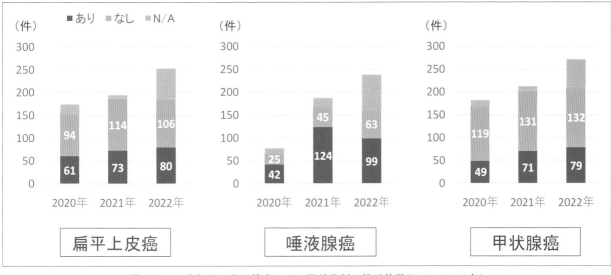

図 3. がん遺伝子パネル検査による推奨薬剤の提示件数（2020〜2022 年）
（原稿執筆時点で 2022 年はデータ未入力が多いため，最終的には増加する可能性がある）

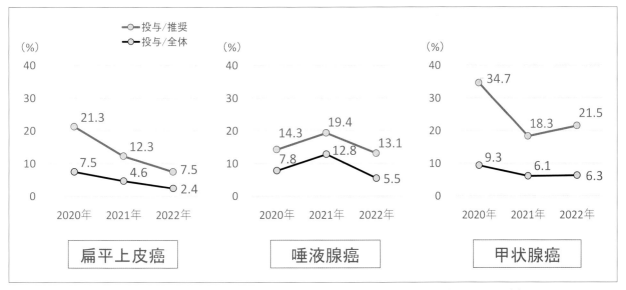

図 4. がん遺伝子パネル検査による推奨薬剤が実際に投与された割合（2020〜2022 年）
（原稿執筆時点で 2022 年はデータ未入力が多いため，最終的にはさらに増加する可能性がある）

るものであるし，すべての適格基準・除外基準が
ここに記載されているわけではないため，当該患
者の適格性についてはその都度，主治医が臨床試
験実施機関へ問い合わせる必要が生じてくる．耳
鼻咽喉科・頭頸部外科医も腫瘍内科医などと連携
しながら情報収集することが求められる．

　エキスパートパネルの開催は原則として 1 検査
1 回限りであり，その時点の最新情報に基づいて
議論される．もし，後日に新規薬剤が使用可能に
なったとしても，過去症例に遡って情報提供をし

ている中核拠点病院や拠点病院はほぼないと思わ
れる．海外において臨床試験中の有望薬剤は当該
患者が存命のうちに国内臨床試験が開始される可
能性があるが，それを患者に伝えることができる
のは主治医のみである．腫瘍内科やゲノム診療科
の医師が主治医を代行してエキスパートパネルに
参加することもあるが，耳鼻咽喉科・頭頸部外科
医も積極的に参加して，がん種横断的な治療薬の
開発の現況を知っておくとよい．

表 2. その他の組織型のC-CAT
登録データ

| 組織型 | 登録数 | 推奨薬剤の投与症例数 |
|---|---|---|
| 粘膜黒色腫 | 80 | 5 |
| 神経内分泌癌 | 34 | 2 |
| 嗅神経芽細胞腫 | 14 | 0 |
| 副鼻腔未分化癌 | 14 | 1 |
| 歯原性腫瘍 | 13 | 0 |
| 副甲状腺癌 | 13 | 1 |
| NUT 正中線癌 | 13 | 0 |
| 小細胞癌 | 10 | 2 |
| 副鼻腔腺癌 | 8 | 1 |
| その他 | 45 | 4 |

## 頭頸部領域のがんゲノム医療の現状と将来展望

2023 年 4 月時点の C-CAT の集計[2]によると，がん遺伝子パネル検査が実施された頭頸部癌(唾液腺癌を含む)症例は男性 1,148 例，女性 637 症例であり，それぞれ全体の 4.6%，2.5%にあたる．甲状腺癌は別に集計されており，男性 260 例(1.0%)，女性 306 症例(1.2%)となっている．図 1 に C-CAT 登録データのがん種内訳，図 2 に扁平上皮癌の部位別，唾液腺癌と甲状腺癌の組織型別にがん遺伝子パネル検査実施割合を示す．扁平上皮癌はおよそ部位ごとの罹患数を反映した分布と思われるが，唾液腺癌では再発転移の治療に難渋することの多い腺様嚢胞癌が目立ち，甲状腺癌では未分化癌と低分化癌の治療の可能性を求めてがん遺伝子パネル検査が多く実施されているようである．

### 1．がん遺伝子パネル検査の結果に応じた薬剤投与の現況

前述のように，がん遺伝子パネル検査によって検出された遺伝子異常に対応する薬剤が豊富にあるとは言い難い．エキスパートパネルを経て推奨薬剤ありと提示された件数を図 3，そして実際に薬剤が投与された割合を図 4 に示す．扁平上皮癌をみると，2022 年には 253 件のがん遺伝子パネル検査が実施され，うち 80 件(31.6%)で推奨薬剤が提示されている(図 3)．しかし，実際に投与に至った症例はその 7.5%(6/80 件)，検査全体に対しては 2.4%(6/253 件)であった(図 4)．唾液腺癌，甲状腺癌についても 2022 年度はほぼ同数の 250 件程度のがん遺伝子パネル検査が実施され，推奨薬剤が投与された症例は検査全体のそれぞれ 5.5%，6.3%であった．がん種全体では 9.4%(2,888/30,822 件)と報告されているので，特に扁平上皮癌で少ないことがわかる．腺癌系では投与可能な薬剤が比較的多く，扁平上皮癌では少ないという構図は，頭頸部に限らず他臓器でも同様である．ただし，原稿執筆時点で 2022 年はデータ未入力が多いため，最終的には増加する可能性がある．

また，がん遺伝子パネル検査の目的の一つとして，稀な組織型に対する治療の可能性を探ることがある．その他の組織型の C-CAT 登録データを表 2 に示す．

### 2．がん種横断的な視点

唾液腺癌や甲状腺癌に投与可能な薬剤は，がん種横断的に開発されているものが多い．エキスパートパネルに参加していると，*NTRK* 遺伝子融合に対する TRK 阻害薬や *RET* 遺伝子異常に対する RET 阻害薬など，海外臨床試験の結果や国内臨床試験の有無，承認見込みなど最新の知識が得られる．一般的な頭頸部キャンサーボードには，耳鼻咽喉科・頭頸部外科，放射線科，形成外科，歯科口腔外科，各種医療専門職など身近なスタッフが参加していると思われる．一方，がんゲノム医療におけるエキスパートパネルでは，腫瘍内科的，分子病理学的，遺伝学的な議論が中心となり，最初は馴染みにくいかもしれないが，がん治療全体の動向を知るよい機会になる．

がんゲノム医療における理想的なバイオマーカーの一つである *NTRK* 遺伝子融合は，臓器横断的に検出され，TRK 阻害薬の奏効率も高い．扁平上皮癌において *NTRK* 遺伝子融合が検出されることは稀であるが，唾液腺分泌癌では 80〜100%，甲状腺乳頭癌では約 10%に認められる．甲状腺癌は，罹患数も比較的多く，*NTRK* 遺伝子融合の他にも *RET* 遺伝子異常や *BRAF* 遺伝子 V600E 変異のようにメジャーながん種と共通する遺伝子異常を有することから，がん遺伝子パネル検査の重要性が増している．また，これまでの

頭頸部癌診療において，患者に臨床試験への参加を勧める機会はさほど多くなかったと思われるが，現在のがんゲノム医療は遺伝子異常に応じて標準治療以外の治療（多くは臨床試験）の適用を目指すものであり，耳鼻咽喉科・頭頸部外科医も臨床試験に患者を登録する役割が求められる．

### 3．治療標的と将来展望

がんゲノム医療の現状をみてわかるように，治療標的として最適なのは，強い発がんドライバー（活性型の遺伝子異常）があって，その阻害薬が開発可能な場合である．代表的な例として，肺癌などの *ALK* 遺伝子融合に対する ALK 阻害薬が挙げられる．ただし，当初は著効した薬剤であっても薬剤耐性が生じ，耐性化に対して第 2 世代の阻害薬を使用することでさらに長期間の奏効が得られるものの，やがて複数の耐性を獲得する可能性があることは感染症治療とも似ている．

現在のところ，頭頸部扁平上皮癌において阻害すべき発がんドライバーとして期待される標的は，*HRAS* 遺伝子の活性型変異と思われる[4)5)]．癌抑制遺伝子である *TP53* や *CDKN2A* 遺伝子の機能失活型変異はなかなか治療対象にはできていない．他に，治療標的としての遺伝子異常ではなく，遺伝子変異（あるいは発現）プロファイルを免疫チェックポイント阻害薬などの有効性のバイオマーカーとして活用する方向性がある[6)]．さらに究極的な「ゲノム医療」が目指すものは，様々な疾患の診断・治療・予防の全方面において個人のゲノム情報を活用することである．そこで用いられる情報は，がん遺伝子パネル検査ではなく，全ゲノム解析により得られた真のゲノム情報となる可能性がある．

### おわりに

頭頸部癌の診療施設がある程度集約化され，多診療科・多職種が参加する頭頸部キャンサーボードによって治療方針が決定されることが多くなった．がんゲノム医療の時代には，さらにがん種（臓器）横断的な連携も必要となるため，耳鼻咽喉科・頭頸部外科医もエキスパートパネルでの議論に馴染んでおく必要がある．

### 利益相反に関する事項

著者は開示すべき利益相反関係にある企業・団体等はない．

### 文　献

1) 高阪真路，小山隆文，角南久仁子ほか：がんゲノム医療の推進に向けた知識データベース構築と維持．保健医療科学，**69**(3)：260-273, 2020.
2) 安藤瑞生：次世代シーケンサーによる遺伝子検査．JOHNS, **30**(6)：691-694, 2014.
   Summary 目覚ましい発展を遂げた次世代シーケンサーで可能となる解析について概説し，臨床現場への導入を展望した．
3) C-CAT 登録状況．https://for-patients.c-cat.ncc.go.jp/registration_status/
4) Ho AL, Brana I, Haddad R, et al：Tipifarnib in Head and Neck Squamous Cell Carcinoma With HRAS Mutations. J Clin Oncol, **39**(17)：1856-1864, 2021.
   Summary Tipifarnib は，*HRAS* 変異陽性の転移／再発頭頸部扁平上皮癌患者に対し，客観的奏効率 55％ を示した．
5) Smith AE, Chan S, Wang Z, et al：Tipifarnib Potentiates the Antitumor Effects of PI3Kα Inhibition in PIK3CA- and HRAS-Dysregulated HNSCC via Convergent Inhibition of mTOR Activity. Cancer Res, **83**(19)：3252-3263, 2023.
6) Cristescu R, Mogg R, Ayers M, et al：Pan-tumor genomic biomarkers for PD-1 checkpoint blockade-based immunotherapy. Science, **362**(6411)：eaar3593, 2018.
   Summary 腫瘍遺伝子変異量と遺伝子発現プロファイルをバイオマーカーとして，免疫チェックポイント阻害の有効性が予測できた．

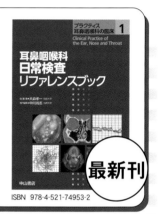

MB ENT, 299：65-70, 2024

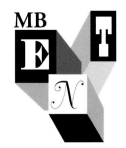

◆特集・知っておきたい耳鼻咽喉科の遺伝性疾患―診断と対応―

# 耳鼻咽喉科と着床前遺伝学的検査

野口佳裕*

**Abstract** 着床前遺伝学的検査(preimplantation genetic testing：PGT)では，対外受精で得られた胚を遺伝学的に解析し，夫婦が遺伝性疾患に罹患していない児を得ることが可能である．日本産科婦人科学会(日産婦)は，2022年に「着床前診断に関する見解／細則」を改定した．単一遺伝性疾患に対するPGT(PGT-M)の審査において，日産婦が過去に経験のない疾患も今後対象となることが想定される．そのような疾患に関しては当該診療科に審査依頼がなされることになっており，耳鼻咽喉科医も関与する可能性がある．PGT-Mは，優生思想や命の選別という倫理的問題があり，当該遺伝性疾患の患者を否定し差別しうるものである．一方，疾患を患い検査を考えている夫婦の考えは，否定するのではなく十分に理解することが重要である．

**Key words** 遺伝性疾患(hereditary disease)，着床前遺伝学的検査(preimplantation genetic testing)，出生前遺伝学的検査(prenatal genetic testing)，医療倫理(medical ethics)，優生思想(concept of eugenics)

## はじめに

着床前遺伝学的検査(preimplantation genetic testing：PGT)は，対外受精で得られた胚の遺伝子あるいは染色体を解析するものである．技術的には，疾患をもたない可能性が高い胚を子宮に移植し，妊娠，出産へと導くことが可能である[1]～[3]．単一遺伝性疾患を対象とするPGT-M(monogenic)，転座，逆位などの染色体構造異常を対象とするPGT-SR(structural rearrangement)，トリソミー，モノソミーなどの染色体数的変化を対象とするPGT-A(aneuploidy)の3つに分類される．

PGT-Mに関しては，日本産科婦人科学会(日産婦)が1998年に「着床前診断に関する見解／細則」を発表し，重篤な遺伝性疾患に限定して臨床研究として実施することが容認された[3]．重篤な遺伝性疾患とは「成人に達する以前に日常生活を強く損なう症状が出現したり，生存が危ぶまれる状況」を有するものであり，成人になる前に死亡する，あるいは人工呼吸器が必要となるような状態と解釈されてきた．本邦で最初のPGT-Mは，2004年にDuchenne型筋ジストロフィー症例に対して行われた．その後も日産婦内のPGTに関する審査小委員会(産婦人科医，小児科医，遺伝専門医から構成)において，分子遺伝学的な診断の正確性と疾患の重篤性の基準のもとに適否が判断され，日産婦倫理委員会，理事会，実施施設の倫理委員会の承認を経て実施されてきた．2004～2015年の間に認可されたPGT件数は，合計120件であった[4](表1)．

PGT-Mの適否については，これまで日産婦内でも様々な意見があったようである[3]．また，従来の重篤性の解釈には当てはまらないものの，立場によっては同様と捉えられる疾患(網膜細胞腫)について申請がなされたこともあり，再検討が行

* Noguchi Yoshihiro, 〒286-8520 千葉県成田市畑ケ田852 国際医療福祉大学成田病院耳鼻咽喉科・頭頸部外科，教授／〒390-8621 長野県松本市旭3-1-1 信州大学医学部人工聴覚器学，特任教授

**表 1**. PGT が認可された疾患群（2004～2015 年）

| 疾患群 | 疾患 | 認可数 |
|---|---|---|
| 神経筋疾患 | Duchenne 型ジストロフィー<br>筋強直性ジストロフィー<br>副腎白質ジストロフィー<br>Leigh 脳症<br>福山型筋ジストロフィー<br>脊髄性筋萎縮症<br>Pelizeus-Merzbacher 病<br>先天性ミオパチー | 93 |
| 骨結合織皮膚疾患 | 骨形成不全症Ⅱ型<br>成熟型遅延骨異形成症<br>拘束性皮膚障害 | 5 |
| 代謝性疾患 | オルニチントランスカルバミラーゼ欠損症<br>PDHC 欠損症<br>5, 10-メチレンテトラヒドロ葉酸還元酵素欠損症<br>Lesch-Nyhan 症候群<br>ムコ多糖症Ⅱ型（Hunter 症候群） | 6 |
| 血液免疫疾患 | | 0 |
| 奇形症候群 | | 1 |
| 染色体異常 | | 13 |
| その他 | X 連鎖性遺伝性水頭症 | 2 |

われた．そして，2022 年 1 月 9 日に「見解／細則」の改定（https://www.jsog.or.jp/activity/rinri/19_pgt-m-kenkai-saisoku.pdf）が提案され，2022 年 4 月より実施された．この改定では，「原則，成人に達する以前に日常生活を強く損なう症状が出現したり，生存が危ぶまれる状況になる疾患で，現時点でそれを回避するために有効な治療法がないか，あるいは高度かつ侵襲度の高い治療を行う必要のある状態」を対象とし，PGT-M を希望する夫婦の生活背景や置かれた立場・考えも考慮し総合判断することとされた．そのため，日産婦が過去に審査経験のない疾患も対象となることが想定され，当該遺伝性疾患にかかわる診療科からの意見書が求められるようになった．2021 年 8 月に日産婦から日本専門医機構で定められた基本領域の各学会へ，PGT-M に関する審査協力依頼がなされた．これを受けて，日本耳鼻咽喉科頭頸部外科学会（日耳鼻）では臨床遺伝ワーキンググループが設置され，依頼があった場合の準備を進めることとなった．以上のような経緯から，耳鼻咽喉科医も PGT-M に関する概要を知っておく必要があると考える．

## PGT-M とは

### 1．出生前検査と PGT-M

出生前検査は，広義には PGT-M を含む[1]．しかし，狭義の出生前検査は「妊娠後」に実施されるものであり，① 胎児の外観，構造，機能の異常を調べる胎児超音波検査，② 出生前遺伝学的検査に分類される．出生前遺伝学的検査には，妊娠 11～14 週で行われる絨毛検査，妊娠 15～18 週に行われる羊水検査，妊娠 10 週以降に母体血液内の胎児由来細胞・DNA を検査する無侵襲的胎児遺伝学的検査（non-invasive prenatal genetic testing：NIPT）などがある[1,2,5]．これに対して，PGT は採卵と対外受精が必要であり，妊娠前に行われる点で出生前検査と異なっている．そして，出生前検査では人工妊娠中絶した場合の胎児の生命の問題，夫婦の心理的・身体的負担の問題が生じるが，PGT はこれらの一部を軽減もしくは回避しうる技術とされている[1]．

### 2．PGT-M の手法

PGT-M が承認された後は，実施施設で採卵ののち対外受精を行う（図 1）．医療技術の進歩によ

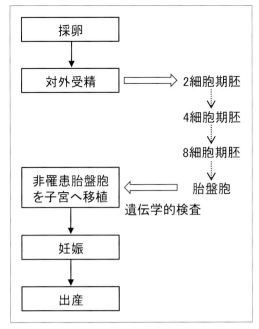

図 1. PGT-M の手法

表 2. PGT-M の対象として想定される
耳鼻咽喉科関連疾患

| 非症候群性遺伝性難聴 |
| --- |
| 症候群性遺伝性難聴 |
| カルマン症候群 |
| 線毛機能不全症候群 |
| オスラー病(遺伝性出血性末梢血管拡張症) |
| 多発性内分泌腫瘍症 2 型 |
| 神経線維腫症 2 型 |
| 遺伝性パラガングリオーマ・褐色細胞腫症候群 |

り, 精子, 卵子, 受精卵(胚)を凍結して長期保存が可能になっている[3]. また, 培養技術の進歩により, 受精卵は 2 細胞胚, 4 細胞胚, 8 細胞胚を経て胎盤胞まで培養しうる[2]. 胎盤胞は, 将来胎児になる内細胞塊, および将来胎盤となり胎児発生に寄与しない約 100 細胞の栄養外胚葉から構成される. 8 細胞胚ないし胎盤胞から栄養外胚葉を 5〜10 個採取し, 遺伝学的検査を行う. 当該遺伝性疾患に非罹患と考えられる胎盤胞を子宮に移植(胚移植)する.

### 3. PGT の利点と欠点

PGT の利点としては, ① 遺伝性疾患が遺伝する可能性のある夫婦が子どもを諦めなくてよい, ② 出生前遺伝学的検査である絨毛検査や羊水検査と比べて胎児や母体に対する侵襲度が低い, ③ 妊娠前に行うため中絶に伴う精神的・身体的負担が軽減する, などが挙げられる. 一方, 欠点としては, ① 歴史が浅く, 8 細胞胚や胎盤胞を操作したことによる出生後の長期的な経過が不明である, ② 夫婦ごとに審査されるため対象が限定される, ③ 費用が高額になる, などが挙げられる.

## PGT-M と耳鼻咽喉科

### 1. 審査の対象となりうる耳鼻咽喉科疾患

日産婦からの依頼を受けて, 日耳鼻が回答したPGT-M の対象として想定される耳鼻咽喉科関連疾患は表 2 のとおりである. 非症候群性遺伝性難聴以外は他の診療科の症候を随伴する. その場合には, 原則として耳鼻咽喉科領域の症候に関してのみ審査依頼がくる.

### 2. PGT-M の審査の流れ

PGT-M 承認実施施設(Y 病院)で夫婦 X が, 日産婦が審査経験のない遺伝性耳鼻咽喉科関連疾患に関して PGT-M を希望した場合の審査の流れを図 2 に示した. 従来の重篤度の基準で日産婦が審査経験のある申請については, 従来どおり担当生殖医療専門医と臨床遺伝専門医により申請が行われる. 疾患は, 家系内の罹患者の責任遺伝子と病的バリアントが同定されており, 胚の診断が可能であることが条件となる.

まず, 夫婦 X の担当生殖医療専門医が承諾書M1, 臨床遺伝専門医が承諾書 M2, そして当該遺伝性疾患専門医(本稿では, Y 病院耳鼻咽喉科医 Zとする)が承諾書 M3 を記載する. これら 3 者の兼任はできない. また, 任意で夫婦 X, 家族からの意見書を添えることができる. M1〜M3 を日産婦の「着床前遺伝学的検査に関する審査小委員会」に申請する. 同委員会は, 耳鼻咽喉科医 Z と当該遺伝性疾患診療科学会(日耳鼻, 臨床遺伝ワーキンググループ)に意見書 A1(臨床), 遺伝関連学会(日本遺伝カウンセリング学会と日本人類遺伝学会合同ワーキンググループ)に意見書 A2(遺伝)の作成を依頼する. 日耳鼻, 臨床遺伝ワーキンググループは, 耳鼻咽喉科医 Z と情報交換し意見書

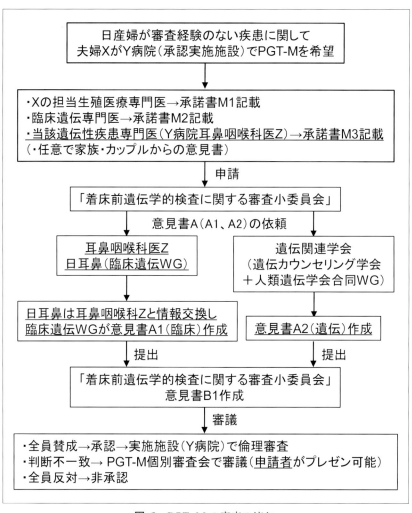

図 2. PGT-M の審査の流れ
下線は，耳鼻咽喉科医が関与する部分

A1 を作成する．「着床前遺伝学的検査に関する審査小委員会」は，提出された意見書 A1，A2 をもとに意見書 B1 を作成し審議を行う．小委員会全員が賛成であれば PGT-M は承認され，実施施設である Y 病院で再度倫理審査が行われる．判断不一致の場合は，PGT-M 個別審査会での審査に回される．PGT-M 個別審査会は，臨床関連学会，遺伝関連学会（日本遺伝カウンセリング学会，日本人類遺伝学会），日本遺伝看護学会，倫理学・法律学・人文社会科学の関連学会，関連福祉団体・患者会および必要に応じた団体から構成される．ここで，申請者（Y 病院耳鼻咽喉科医 Z を含む）のプレゼンテーションが可能である．小委員会全員が反対であれば，PGT-M は非承認となる．

同一家系内で 1 児目が PGT を実施し出産した場合，2 児目にも PGT を実施する場合には審査は不要である．しかし，異なる家系では，同一疾患の同一バリアントを有する場合でも審査は最初から行われる．

### 3．意見書 A について

意見書 A（A1，A2）の雛形を図 3 に示した．記載枠を延長し，意見は詳細に記載する必要がある．意見書 A で判断が「適応なし」「PGT-M 臨床倫理個別委員会での検討を要する」となった場合には，申請夫婦にその理由が明確になるように記載する必要がある．「着床前遺伝学的検査に関する審査小委員会」から依頼のあと，提出するまでの期間は 2 か月以内とされている．判断根拠の中に「ご夫婦の生活背景や置かれた立場」とあるが，たとえば ① すでに疾患のある児が存在する

意見書A

記

申請：○○○○○
○○○○○学会における着床前診断の適応の総合評価
（ここにいずれかの判断を記載）
総合判断：□「適応あり」、□「適応なし」、□「PGT-M臨床倫理
　個別審査会での検討を要する」

判断根拠：
1，医学的判断：診断の正確性と重篤な状態
着床前診断の実施に対して、A賛成、B反対、Cその他
・理由

2．医学的判断に加えてPGT-Mを希望するご夫婦の生活背景
　や置かれた立場の考慮を加えた総合判断
・理由

**図 3**．関連学会（臨床・遺伝）から提出される意見書 A の雛形

場合に，介護などにより夫婦の身体や経済的状況に大きな負担が生じている状況，② 臓器移植など提供されている医療により夫婦の身体や経済的状況に大きな負担が生じている状況，③ 必ずしも適切な福祉が得られていない状況，などが想定される．

### PGT に伴う倫理的問題

1997 年のアメリカ映画「ガタカ（GATTACA）」は，人工受精と遺伝子操作により知能，身体能力，外見が優れるよう遺伝学的に操作され産まれてきた「適性者」と自然分娩で産まれてきた「不適性者」の世界を描いた SF 作品である．「不適性者」は，教育課程や職業選定などに制約のある優生思想の社会が描かれている．生命に優劣をつけ差別をする優生思想は，障害のある人に対して断種法に基づく強制的不妊手術や大量虐殺を行ったナチスドイツに代表される．PGT-M では，このような優生思想の他，命の選別という倫理的問題が存在する．また，当該遺伝性疾患の患者を否定し差別しうるものである．

### 非症候群性遺伝性難聴に関する PGT-M の海外の状況

難聴のみを主症状とする非症候群性遺伝性難聴は，疾患の重篤度の点では比較的軽度に分類される．また，両側重度難聴であっても，多くは人工内耳などにより対応可能である．したがって，日産婦が PGM-T の対象として提案する成人に達する以前に日常生活を強く損なう症状が出現したり，生存が危ぶまれる状況になる疾患には一見該当しないように思われる．

イギリスの産科病院で，妊婦を対象とした難聴の出生前遺伝学的検査に関するアンケート調査が行われ，104 例で回答があった[6]．回答者の多くは難聴の自覚がなかったが，1/4 は家族に難聴者がいると答えた．まず，70%は自身が難聴の原因遺伝子の保因者かどうかを知りたいと回答した．次に，74%が難聴の出生前遺伝学的検査を希望した．しかし，原因遺伝子が同定された場合に中絶すると回答したのは 7%でしかなかったとされている．一方，海外では，イスラエル[7]，台湾[8]，中国[9)10]から *GJB2* や *SLC26A4* 遺伝子を対象とした

表 3. 非症候群性遺伝性難聴に対する
海外での PGT-M

| 報告年 | 国名 | 対象となった原因遺伝子 |
|---|---|---|
| 2009 | イスラエル | GJB2/GJB6 |
| 2010 | 台湾 | SLC26A4 |
| 2015 | 中国 | GJB2 |
| 2021 | 中国 | GJB2, SLC26A4 |

PGT-M の報告がある（表3）．PGM-T に関する生命倫理的側面の社会の捉え方・医療にかかわる状況は，国や地域により大きく異なる．日本固有の社会的，医療的背景に則して，審査を行っていくことが重要と考えられる．

## おわりに

本邦では，生命倫理的課題を含む生殖補助医療に関しての公的な規則はない．すなわち，日産婦による「着床前診断に関する見解／細則」という規定は，国の指針でもなければ法的なものでもない[1]．そのため，国内では見解上実施できない医療行為が海外に行くことで可能になることも見受けられる[3]．さらに，近隣のアジアでもあらゆる技術が提供されており，代理店を本邦においたベンチャー企業が仲介業者として検体を送付することで自由に PGT-M ができる時代になってきた[1]とされている．

日産婦による「見解／細則」の改定は，PGT-M の対象疾患を今後増やしていく意向のもとに行われたのではない．しかし，審査にあたり，検査を希望する夫婦の生活背景や置かれた立場・考えも十分に考慮する必要がある．疾患の重篤度によらず健康な児を得たいという願望は，多くの夫婦に共通する思いである．PGT-M の当事者は遺伝性疾患を患い，検査を受けるかどうかを考えている夫婦であり，その考えは最初から否定するのではなく十分に理解する必要がある．そして，非指示的で正確な情報提供が，関係者だけではなく広く社会に対してもなされていくべき[3]と考えられる．一方，多様な人がともに助け合い生きていく社会を構築するには，疾患を有するものが受ける福祉や教育を充実させることも重要である．

参考文献
1) 平原史樹：出生前診断・着床前診断と生命倫理．臨床倫理，6：59-66，2018．
Summary 出生前診断，着床前診断に加え，医療倫理における基本理念，出生前診断に関する倫理的課題の概要をわかりやすく解説している．
2) 倉橋浩樹：出生前・着床前診断の進歩と問題点．現代医学，68(3)：41-46，2021．
Summary 出生前および着床前遺伝学的検査の解析方法，対外受精から対外培養，胚生検の流れについて述べられている．
3) 三上幹男：生命倫理に係わる生殖・周産期医療—出生前遺伝学的検査と着床前遺伝学的検査—．神経治療，39(4)：489-494，2022．
Summary 日本産科婦人科学会が1998年に「着床前診断に関する見解／細則」を発表してから，2022年に改定するまでの経緯が記載されている．
4) 榊原秀也，久具宏司，黒澤健司ほか：倫理委員会着床前診断に関する審査小委員会報告（1999〜2015年度分の着床前診断の認可状況および実施成績）．日産婦，69(9)：1916-1920，2017．
5) 小川昌宣：最近の出生前診断の変化と多様化する倫理的課題．小児耳，40(3)：177-182，2019．
6) Ryan M, Miedzybrodzka Z, Fraser L, et al：Genetic information but not termination：pregnant women's attitudes and willingness to pay for carrier screening for deafness genes. J Med Genet, 40(6)：e80, 2003.
7) Altarescu G, Eldar-Geva T, Brooks B, et al：Preimplantation genetic diagnosis(PGD)for nonsyndromic deafness by polar body and blastomere biopsy. J Assist Reprod Genet, 26(7)：391-397, 2009.
8) Wu CC, Lin SY, Su YN, et al：Preimplantation genetic diagnosis(embryo screening)for enlarged vestibular aqueduct due to SLC26A4 mutation. Audiol Neurootol, 15(5)：311-317, 2010.
9) Xiong WP, Wang DY, Gao Y, et al：Reproductive management through integration of PGD and MPS-based noninvasive prenatal screening/diagnosis for a family with GJB2-associated hearing impairment. Sci China Life Sci, 58(9)：829-838, 2015.
10) Wu X, Guan J, Peng H, et al：Preimplantation genetic diagnosis of hereditary hearing loss：a narrative review. J Bio-X Res, 4(4)：137-144, 2021.

MB ENT, 299：71-77, 2024

◆特集・知っておきたい耳鼻咽喉科の遺伝性疾患―診断と対応―

# 患者ならびに家族への対応

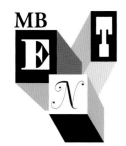

小林有美子[*1]　　山本佳世乃[*2]

**Abstract**　発症者を対象とする遺伝子検査は，臨床的にその疾患が疑われる場合や指定難病の申請に活用できる可能性があるために実施されることが多くなってきた．患者説明の際に特に重要なことは，検査や疾患への「理解度」についての確認である．患者が抱える問題が複数科に及びそうであったり，家族の問題などに波及しつつあったりする場合は遺伝診療部門との連携も有用である．遺伝カウンセリング(GC)にクライエントが求めているものは次の3つ，すなわち① (遺伝)医療的支援，② 心理的支援，③ 社会的支援とされ，その割合はクライエントの状況によって変化する．GCを担うチームは各職種の専門性を活かしつつ，この3つを総合的かつ適切に提供する．臨床遺伝専門医のはたらきはメインである医療的支援，つまり医学的情報収集および提供であるが，同時に他職種とサポートしあいクライエントの理解度や支援ニーズの把握，必要な情報収集，これらに基づいた遺伝医学的解釈を行い，チーム全体で患者・家族に必要な支援を提供できることが望まれていると考えられる．

**Key words**　遺伝子検査(genetic test)，遺伝カウンセリング(genetic counseling)，臨床遺伝専門医(clinical geneticist)，認定遺伝カウンセラー(certified genetic counselor)，心理社会的支援(psychosocial support)

## はじめに

　近年の医療の進歩によって，遺伝学的検査は以前より一般的な疾患に対しても提供できる医療となってきた[1]．遺伝学的検査は遺伝子解析対象による分類と，検査目的による分類とがあり，解析対象による分類では様々なもの(ヒトRNA，染色体，蛋白質(ペプチド)，代謝産物などの解析あるいは測定)もあるが，ヒトのDNAを対象とするものを習慣的に遺伝子検査と呼ぶことが多いので，本稿ではこれを中心に取り扱う．もう一つの分類である対象となる遺伝子のバリアントについては大きく生殖細胞系列のバリアントと，体細胞系列のバリアントとに分けられる．体細胞系列の病的バリアントは次世代に継承されないため，本稿で取り扱う遺伝子検査には含まない．検査目的による

る遺伝子検査の種類は表1[2]に示すようなものがある．耳鼻咽喉科・頭頸部外科領域では，主に発症者を対象とする確定診断目的の検査を取り扱うことが多いと思われる．たとえば，既に先天性難聴については，50遺伝子1135変異のスクリーニングが可能となり，進行性難聴(若年発症型両側性感音難聴)については11遺伝子の全エクソン領域の解析が保険収載されており，臨床の場で用いられている[3]．加えて，患者が様々な情報を簡便に入手できる昨今では，発症前診断や保因者診断，着床前診断など，その遺伝学的検査の医学的有用性について議論のあるものにおいても，今後相談事案が増える可能性がある．これらの検査については遺伝診療部門との連携も念頭に置くとよいと思われる．

　耳鼻咽喉科・頭頸部外科領域で発症者を対象と

[*1] Kobayashi Yumiko，〒 020-8505 岩手県盛岡市内丸 19-1　岩手医科大学臨床遺伝学科，講師
[*2] Yamamoto Kayono，同，講師(認定遺伝カウンセラー)／外来医長

**表 1.** 耳鼻咽喉科領域における検査目的による遺伝子検査の分類と留意点

| 目的別分類 | 留意点 |
|---|---|
| 確定診断目的の遺伝学的検査 | ・発症者が対象<br>・一部保険収載：遺伝カウンセリング加算算定もあり |
| 非発症保因者遺伝学的検査 | ・将来にわたり発症しない者が対象<br>・家系内罹患者の遺伝情報を用い，次世代への遺伝可能性などを知ることが目的<br>・本人が自律的に判断することが重要で，両親などの代諾で実施するべきではない |
| 発症前遺伝学的検査 | ・未発症血縁者が対象<br>・家系内罹患者の遺伝情報を用い，将来の発症の可能性を知り今後の人生設計や健康管理をすることが目的<br>・特に治療法や予防法が未確立な疾患では慎重な対応が必要 |
| 出生前，着床前遺伝学的検査 | ・出生前遺伝学的検査は妊娠後に胎児の診断を目的とするもので，確定検査（羊水検査など），非確定検査（末梢血やエコーなどを用いる検査）がある<br>・着床前遺伝学的検査（PG）は受精卵診断を目的とし，PGT-A/PGT-SR（不妊症や不育症を対象），PGT-M（重篤な遺伝性疾患を対象）がある |
| 新生児マススクリーニング検査 | ・新生児が対象で，早期診断，治療により障がいの発生を予防することが目的<br>・検査陽性の場合，確定診断目的の遺伝学的検査を実施 |

（文献 2. p.76 より改変）

する遺伝子検査は，確定診断によってその病型や臨床経過の予測がついたり，検査や治療などの介入スケジュールを決定したりできる可能性がある．また，指定難病では遺伝子検査で診断が確定されていることが要件となっているものもあるので，それぞれの対象疾患について確認しておくことが重要である．主治医が取り扱う遺伝子検査についての明確な法規はないが，遵守すべきガイドラインがあるので確認しておかなければならない[4]．これらについては臨床遺伝専門医制度に関する別稿を参考にしていただきたい．

## 患者ならびに家族への対応
## ～臨床遺伝専門医のはたらきとは～

### 1．本邦の臨床遺伝専門医制度

本邦における臨床遺伝専門医制度は2002年4月1日に発足した．受験資格を得るためには，① 継続して3年以上，日本人類遺伝学会あるいは日本遺伝カウンセリング学会の会員であること，② 日本専門医機構の定める基本的領域の学会の専門医（認定医）であること，③ 指導責任医あるいは指導医の指導のもと，臨床遺伝の研修を3年以上行い，遺伝カウンセリングを含む遺伝医療を実践経験があること，④ 遺伝医学に関係した学術活動（論文発表，学会発表など）を行っていること，⑤ 臨床遺伝専門医到達目標に記載されている能力を有するこ

とが求められる[5)~7)]．詳細は別稿を参照されたい．

### 2．臨床遺伝専門医のはたらき～各診療科主治医として～

前述したように確定診断を目的とする遺伝子検査は各診療科に所属する主治医が担うことが多いが，一方で確定診断を目的とする検査であることを主治医の立場から説明しても，確たる治療法がない，当事者へのメリットがわからないなどの理由でその必要性が直ちに理解してもらえるわけではない．難聴の遺伝子検査を例にとると，先天性難聴の原因となる対象遺伝子は数十種類，対象変異箇所数千か所に上る．遺伝子によって，また変異箇所によっても聴力の変化や聴力以外の症状が合併する可能性は異なる．さらに，その遺伝形式も常染色体潜性（劣性）遺伝形式，常染色体顕性（優性）遺伝形式，X連鎖潜性（劣性）遺伝形式と多岐にわたることから，患者が遺伝子検査の有用性について理解し，納得して検査を受けること，その検査結果をその後の医療的社会的対応に活かしていくためには，検査前後の十分な説明と対応が必要となる．このような場合，臨床遺伝専門医を取得している主治医は遺伝医学における広範な知識と，特定領域における専門的な検査，診断，治療を行うことができるため，この資格取得は患者へ専門的な遺伝医療を提供できるメリットだけでなく，医師自身の専門性をさらに深めるためにも

**表 2.** 耳鼻咽喉科領域における遺伝学的検査前の
検討事項

```
1）遺伝学的検査の目的と意義の確認
   検査の種類，クライエントにとっての目的や意義の
   確認
2）適切な検査法の選択
   検査の目的となる疾患，病態の確認など
3）検査機関の確認
   受託機関，臨床検査・研究解析の違い，依頼・発送
   方法，返却までの期間・費用（保険・非保険，医療費
   相談の窓口）
4）遺伝学的検査を検討するクライエントの支援
   クライエントの疾患概要理解の確認
   予測される結果，検査の限界の理解確認
   検査時期が適切かどうか
   生殖細胞系列所見の開示方針
   インフォームドコンセントの受領確認
```

（文献 2．p. 77 より改変）

有用である[5]．

検査前に必要な検討事項を表2に挙げる[2]．表2に挙げた項目は耳鼻咽喉科医主治医でもある臨床遺伝専門医に確認いただく項目であるが，特に4）クライエント支援の中で，検査や疾患への「理解度」についての確認が重要である．様々な理由でクライエントの理解が十分に進まない場合には，第三者的な立場である遺伝診療部門の臨床遺伝専門医との連携が有用なケースがあると思われる．

### 3．臨床遺伝専門医のはたらき～遺伝診療部門チームとして～

ほとんどの遺伝疾患をもつ患者は当然最初に各診療科を受診するが，中には単なる医学的情報提供のみならず，前述したような場合を含め様々な支援が必要となるケースがある．主治医のみで対処できると判断しても診断目的の説明に重点をおいて遺伝子検査を実施した結果，思いもよらぬ遺伝の悩みが家族に生じることもあるとされ[8]，そういったことが事前情報収集の段階や患者とのやり取りを通して予測される場合は，遺伝診療部門との連携が検討されるであろう．また，検査説明などのやり取りにおいて，その話題や問題が診療科の範疇を超えて複数科に及ぶときや，本日受診している患者以外の家族の問題や相談に波及しつつある場合にも，遺伝診療部門へのコンサルトを検討するケースと思われる．多忙な耳鼻咽喉科・頭頸部外科外来の中での線引きは難しいことであるが，例として遺伝専門部門への紹介の目安として表3のような要素が挙げられると思われる．

### 4．クライエントの支援ニーズとその対応について

遺伝診療部門へ来所したクライエントが相談を希望したきっかけをみてみると，① 遺伝に関する情報がほしい，② 検査などに関する意思決定に悩んでいる，③ 主治医の説明以外にさらに話を聞きたい，④ 主治医から行くように言われた，などであったという[9]．さらに，クライエントは希望する支援について，以下にも後述するが遺伝医療，心理面，社会面に関する3つの支援ニーズを様々な割合でもっており，その度合いも刻々と変化するので，受け手である遺伝診療部門における臨床遺伝専門医は，まずクライエントの動機を十分に

**表 3.** 遺伝診療部門への紹介の目安

```
クライエントについて
・受診している患者以外の家族などに問題が及ぶ相談の場合
・患者と家族において意思決定統一が困難な場合
・検査の必要性などへの理解が困難な場合

疾患について
・疾患や症状の相談内容が診療科を超えて複数科に波及する場合
・病気の原因や遺伝の関与が不明なケースで，GC を希望された場合

相談内容
・本人の確定診断以外の遺伝学的検査を希望された場合（発症前検査，保因者検査，出生前診断など）

その他
・クライエントを支持するうえで，倫理的・法的・心理社会的な問題点がある場合
・主治医であることが理由で，クライエントの（検査などに対する）意思決定に影響が及ぶと思われた場合
```

表 4. 遺伝カウンセリングにおける態度条件（3 条件）

| 英語 | 日本語 | ポイント：一言での表現 | 説明 |
|---|---|---|---|
| respect, unconditional positive regard | 尊敬，無条件の肯定的配慮，無条件の受容 | 批判することなく関心をもつ | 文字どおりクライエントを尊敬するということ．具体的には，話す内容や示すノンバーバルな行動を，良い悪いというような価値判断を行わず，あるいは，条件の有無によって受け入れるなどということは行わないということ．何らかの基準に照らしてではなく，無条件に受け止めるということを示す |
| genuineness | 純粋性，自己一致 | 医療者であってもありのままの自分であること | 医療者として遺伝カウンセリングを提供しているとしても，自分自身であること．純粋で偽りのない姿で，一致していること．専門家としての仮面やある個人の振りをすることではない．また，自分自身の内にある感情も開かれていて，その感情や態度に気づいていること |
| empathy | 共感的理解 | 相手の経験をなんとか理解しようと努力している状態 | クライエントの経験をあたかも自分自身が経験しているものであるかのように感じとり理解すること．その際には，あたかも（as if）という感覚を見失わないことが大切．また，経験や感情を理解したでけではなく，そのことを相手に伝達をすること |

（文献 11 より転載）

聞き取り，その人が疾患をもち生きていく人生について，その人自身が周囲の人や家族と相談し決定していくプロセスを支えるスタンスを言語的・非言語的なコミュニケーションをもって伝えることが大事であると述べられている．浦尾[9]はさらに，特に重要なのは決断に必要な情報を，「腑に落ちるまで」丁寧に説明することであるとし，遺伝診療部門の信頼できる職種に出会い，その職種に自分の決定を支えてもらったと感じることが，この分野でもっとも望まれていることであろうとしている．診療を行う部署が各診療科であっても遺伝診療部門であっても，臨床遺伝専門医のはたらきとして，クライエントとのセッション時のみならず，普段からこの点においてスタッフとの意識共有をはかっておけるかどうかが重要であるように思われる．

## 遺伝カウンセリング（genetic counseling）

### 1. 遺伝カウンセリングにおける臨床遺伝専門医のはたらき

遺伝カウンセリング（以下，GC）とは精神科や心理職が行う精神療法や心理療法ではなく，基本的には自らをコントロールできる人が対象で，「遺伝医療サービスを受けることによって患者や家族が真の利益を得ることができるよう，援助する」[9]医療である．GC にクライエントが求めているものは前述したように次の 3 つであると石井[10]は述べている．すなわち ①（遺伝）医療的支援，②

心理的支援，③ 社会的支援である．これらの 3 つの割合はクライエントの状況によって変化するものであるので，GC を担うチームとしてそれぞれの職種の専門性を活かしつつ，この 3 つすべてを総合的かつ適切に提供できなければいけない．遺伝に無関係な科はないともいわれているが，主治医をも含めたチーム医療のなかで臨床遺伝専門医はどのような立ち位置が求められるのであろうか．前述した ①〜③ の中では，医師の専門分野は当然 ①（遺伝）医療的支援となろう．しかし，石井は「臨床遺伝専門医が医療的支援にこだわるばかりでは，せっかくの説明もクライエントに伝わらず，ときに意図せぬ問題を引き起こすことがある」と指摘し，心理的支援や社会的支援担当者の基本姿勢を知っておくなど，心理職やソーシャルワーカーをはじめとした他職種の仕事を十分理解し，適切な連携ができることが求められると述べている[10]．釈迦に説法で恐縮であるが，たとえば普段から研修会などを通し ②，③ を担う職種とのコミュニケーション機会をもつことも，職種間の相互理解のために有用と思われる．

臨床遺伝専門医は他職種の専門範囲も理解しつつ，メインである医療的支援が専門であり，そのなかでも医学的情報収集および提供を GC において担当することが多い．前述したように心理面にも配慮しながら実施するうえでは，ある程度既存のスキルも役に立つように思われる．GC 担当者の基本姿勢を表 4 に示すので参考にしていただけ

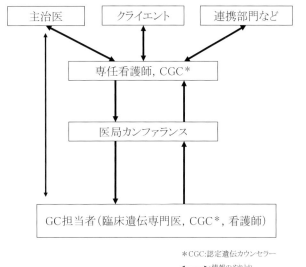

1. クライエント情報収集
　　①病歴，家族歴の聴取
　　②疾患の情報収集（医学的情報収集）
　　③遺伝学的検査の情報収集
　　④心理社会的支援に向けた準備

2. アジェンダ設定
　　①これまでに収集した情報，ニーズをもとに
　　事前に大筋を決定
　　②セッション中の確認，修正

3. マネジメント
　　①医療的マネジメント
　　②心理社会的マネジメント

4. フォローアップ
　　①心理的危機の把握
　　②次回予約や，いつでも来談できることの伝達

5. 遺伝カウンセリングの適切な記録
　　必要な記載項目
　　①基本情報，家系図，遺伝カウンセリング
　　②来談目的，経緯，クライエント・家族の情報，
　　課題，提供した情報，心理社会的支援の内容，
　　クライエントの反応，アセスメント，今後の予定など

主治医　　クライエント　　連携部門など

専任看護師，CGC*

医局カンファランス

GC担当者（臨床遺伝専門医，CGC*，看護師）

＊CGC：認定遺伝カウンセラー
◀───▶：情報のやりとり

**図 1.** 遺伝カウンセリングの実際（岩手医科大学臨床遺伝科外来の場合）

れば幸いである[11]．このような基本姿勢を保持して情報を収集することで，患者の日常生活における困難や家系情報についてもより深い情報を得ることでき，さらに患者の個別性も尊重した情報提供が可能となる．

**2．GC の実践**

**1）岩手医科大学附属病院臨床遺伝科における GC 体制**

図 1 に，GC の標準的な手順に順じた当院臨床遺伝科外来での準備，対応の実際をまとめた．GC の実際については各施設によって異なるものと思われるが，当院の例を述べる．

**（1）チーム構成メンバーについて**

現在，岩手医科大学臨床遺伝学科には臨床遺伝専門医 5 名（常勤 3 名（基本専門領域：周産期，小児遺伝，耳鼻咽喉科），非常勤 2 名（腫瘍，周産期），認定遺伝カウンセラー（以下，CGC）3 名，専属看護師 1 名が在籍している．クライエントの初回相談や主治医からの紹介，受診に関する相談は専属看護師に集約されている．毎週月曜朝に対面・オンラインのハイブリッド形式でカンファランスを行っており，① その週のカウンセリング事例，② 協議事項について，情報共有や意見交換を

行う．必要に応じ GC 事前情報収集に差し戻したり，主治医へ医学的情報を依頼したりする方針などを決定する．

**（2）GC 手順について**

当科で実施している主な GC 手順を以下に示す．しかし，GC は必ずしも定型的な手順が正しいわけではなく，それぞれの職種の特徴や役割を理解し，結果的に前述してきたような 3 つの支援分野（医学的，心理的，社会的支援）をカバーしあえることが重要と考えられる．

**① クライエント情報収集**

GC 来談受付は専任看護師に集約しており，クライエント本人のみならず院内外診療科の主治医，地域連携室からの相談を受け付けている．CGC とともに時には複数回の事前聞き取りを行い，来談理由や疾患，家族歴などの情報収集を行う．場合によって，臨床遺伝専門医経由で主治医との医学的情報共有を追加する．これまでに実施した遺伝学的検査状況や家系内罹患者などの遺伝学的情報収集も可及的にこの時点で行う．心理・社会的問題についても事前聞き取りを行う．

**② カンファランス，アジェンダ設定**

医局カンファランスで協議し，事前に大筋方針

を決定する．カンファランスの協議で情報が不足している場合には，再度聞き取りを行う．

### ③ マネジメントに関する協議

心理面，社会面で必要な事項や相談先をあらかじめ協議しておく．

### ④ フォローアップの方針

初回 GC におけるクライエントの心理的危機の予測についても協議し，複数回のセッション提案などを決めておく．およそここまでの協議は時に複数回主治医～看護師・CGC，臨床遺伝専門医，医局カンファランスでのやり取りで行われる．

### ⑤ 遺伝記録

情報収集や心理的・社会的問題の項目をしっかり記録する．

### 2）来談事例（23 歳，女性）

【主　訴】　感音難聴，腹痛発作

【来談理由】　遺伝学的検査に関する相談（診療科主治医からの紹介）

【経　緯】　当院消化器内科主治医より臨床遺伝科看護師へ事前相談「難聴，原因不明の腹部症状があり遺伝性疾患を疑い，発端者に遺伝子検査を打診したが気が進まないとのことなので，遺伝科での説明を打診したところ受診を希望されたため，院内コンサルテーションを出したい」．主治医相談ののち，遺伝科看護師が発端者と母に事前聞き取りを実施．本人：「遺伝子検査は「怖い」が，現在の症状についてこれまで様々な科を受診したが原因不明なので，原因を知りたい気持ちもある」とのことで，検査の説明目的に受診日を設定した．

【家族歴】　母に若年期から難聴，原因不明の血液異常所見．父は健聴．

① **事前カンファ（看護師，CGC，臨床遺伝専門医）**：医学的情報，心理的・社会的問題を共有しアジェンダ設定（提案できる遺伝子検査の種類，検査の目的・意義・限界など）を行い，どの検査を実施するか大筋の方針決定．

② **初回 GC**：発端者，母が来談．さらに医学的情報収集を行った．腹痛に加え発熱発作もあ

り生理周期と一致，母には腹痛はないが以前から難聴に加え血液の異常所見を指摘されていることが追加された．若年発症の難聴であり，選択肢を提示したうえで難聴の遺伝子検査を希望され実施した．難聴のある母，健聴の父（後日来院）からも同意取得し，家族解析の採血を行った．

③ **2 回目 GC**：保険収載 19 遺伝子は陰性だったため，このセッションのアジェンダは陰性結果解釈と発端者や家族の支援ニーズの再確認と設定して，前回同様発端者と母親に GC を実施した．結果，発端者および家族がもっとも医学的・心理・社会的に苦痛や負担を感じているのが腹痛発作であり，もう一度消化器内科で評価してもらいたい意思を確認した．当科から消化器内科主治医と連絡を取りさらなる医学的情報収集目的の再診を依頼することとし，その結果や遺伝学的評価について次回 GC で相談することとした．

④ **主治医との情報共有と診療科再診調整**：電話などで臨床遺伝専門医が消化器内科主治医と情報共有を行い，再診予約のセッティングを行った．消化器内科受診後，主治医から①本人および母に同様の高 CRP 血症があること，②寒冷刺激による腹痛や発熱発作の誘発があること，③ともに感音難聴を伴っていることの医学的追加情報を共有し，クリオピリン関連周期熱症候群の原因遺伝子バリアント検索について協議し，これを実施することとした．

⑤ **3 回目 GC 以降**：*NLRP3* 遺伝子の病的バリアントをヘテロ接合で認めた．母にも同様のバリアントを認めたため，ともに GC を行った．発端者からは「（検査について）最初は意味がわからず受けたらいいのかわからなかったけど，検査をして原因がわかってよかった」「治療を開始したい」，母からは「自分の難聴や血液異常所見も（娘と原因が）同じだったとわかって，もっと早くわかってい

たらと思ったけれど，腹痛で仕事もままならなかった娘の今後の方向性がみえてよかった」という感想が聞かれた．病的バリアントが同定された旨を主治医へ報告し，消化器内科にて難病申請およびIL-1βモノクローナル抗体製剤（イラリス®）投与を開始した．現在，発熱・腹痛発作は改善している．

## おわりに

以上，臨床遺伝専門医のはたらきとして，耳鼻咽喉科・頭頸部外科の主治医として対応する場合と，遺伝診療部門のチームとして対応する場合などについて解説した．日常の外来を受診する患者・家族たちのうち，端的に遺伝的な疾患に関連した病状やニーズを明確に言える人は少ないであろう．耳鼻咽喉科・頭頸部外科外来は多忙であるが，院内の様々な部門と連携し，時間をかけてこれらを聞き出すことによって初めて掘り起こされるニーズがあると思われる．これらの問題が潜在しそうな例などについて，あくまでも当院の経験として文中でいくつかを挙げたが，遺伝的な問題で対応に苦慮したときの一助となれば幸いである．

### 参考文献

1) 川目　裕：①臨床遺伝学総論　臨床遺伝学とは．臨床遺伝専門医制度委員会(監)：3，臨床遺伝専門医テキスト．診断と治療社，2021．
Summary　遺伝医学は解析技術の進歩などにより，かつて稀な疾患を対象としていたが近年対象は拡大し，包括的な学問領域となってきている．
2) 河村理恵：遺伝学的検査と遺伝カウンセリング．認定遺伝カウンセラー制度委員会(監)：75-78，遺伝カウンセリング標準テキスト．診断と治療社，2023．
Summary　遺伝子検査前の検討事項，ならびに検査結果の評価と解釈，結果開示とフォロー

3) 信州大学耳鼻咽喉科頭頸部外科学教室　難聴の遺伝学的検査．https://www.shinshu-jibi.jp/examination/index.html［2024.2.13参照］
4) 日本医学会：医療における遺伝学的検査・診断に関するガイドライン．2011年2月制定，2022年3月改訂．https://jams.med.or.jp/guideline/genetics-diagnosis_2022.pdf
5) 川目　裕：①臨床遺伝学総論　臨床遺伝専門医の役割と遺伝診療．臨床遺伝専門医制度委員会(監)：5-7，臨床遺伝専門医テキスト．診断と治療社，2021．
6) 臨床遺伝専門医制度委員会HP：専門医を目指す方へ．https://www.jbmg.jp/get-qualified/
7) 専門医認定試験について．https://www.jbmg.jp/get-qualified/certification-exam/［2024.2.13参照］
8) 金澤正樹：小児領域の遺伝カウンセリング．野村文夫，羽田　明(監)：258-261，チーム医療のための遺伝カウンセリング入門．中外医学社，2007．
9) 浦尾光子：関連する職種の役割と現状および将来の展望(2)心理職(カウンセラー，心理士)．野村文夫，羽田　明(監)：70-97，チーム医療のための遺伝カウンセリング入門．中外医学社，2007．
10) 石井琢磨：遺伝カウンセリングとは何か．野村文夫，羽田　明(監)：18-43，チーム医療のための遺伝カウンセリング入門．中外医学社，2007．
Summary　遺伝カウンセリングにクライエントが求めるのは3つの支援(医学的，心理的，社会的支援)とされており，このすべてについて互いに他職種の守備範囲を理解しながら対応する必要がある．
11) 川目　裕：①臨床遺伝学総論　遺伝カウンセリング．臨床遺伝専門医制度委員会(監)：12，臨床遺伝専門医テキスト．診断と治療社，2021．
Summary　遺伝カウンセリングは遺伝医療における「どうして？」という問いに丁寧に対応する医療であり，その目的や定義，体制や必要な知識・技能，構成要素を理解しなければならない．

# FAX による注文・住所変更届け

改定：2024 年 1 月

　毎度ご購読いただきましてありがとうございます.

　読者の皆様方に弊社の本をより確実にお届けさせていただくために, FAX でのご注文・住所変更届けを受けつけております. この機会に是非ご利用ください.

## ◎ご利用方法

　FAX 専用注文書・住所変更届けは, そのまま切り離して FAX 用紙としてご利用ください. また, 注文の場合手続き終了後, ご購入商品と郵便振替用紙を同封してお送りいたします. **代金が税込 5,000 円をこえる場合**, 代金引換便とさせて頂きます. その他, 申し込み・変更届けの方法は電話, 郵便はがきも同様です.

## ◎代金引換について

　代金が税込 5,000 円をこえる場合, 代金引換とさせて頂きます. 配達員が商品をお届けした際に, 現金またはクレジットカード・デビットカードにて代金を配達員にお支払い下さい(本の代金＋消費税＋送料). (※年間定期購読と同時に 5,000 円をこえるご注文を頂いた場合は代金引換とはなりません. 郵便振替用紙を同封して発送いたします. 代金後払いという形になります. 送料は, 定期購読を含むご注文の場合は弊社が負担します)

## ◎年間定期購読のお申し込みについて

　年間定期購読は, 1 年分を前金で頂いておりますため, 代金引換とはなりません. 郵便振替用紙を本と同封または別送いたします. 送料弊社負担, また何月号からでもお申込み頂けます.

　毎年末, 次年度定期購読のご案内をお送りいたしますので, 定期購読更新のお手間が非常に少なく済みます.

## ◎住所変更届けについて

　年間購読をお申し込みされております方は, その期間中お届け先が変更します際, 必ずご連絡下さいますようよろしくお願い致します.

## ◎取消, 変更について

　取消, 変更につきましては, お早めに FAX, お電話でお知らせ下さい.

　返品は, 原則として受けつけておりませんが, 返品の場合の郵送料はお客様負担とさせていただきます. その際は必ず弊社へご連絡ください.

## ◎ご送本について

　ご送本につきましては, ご注文がありましてから約 1 週間前後とみていただきたいと思います.

## ◎個人情報の利用目的

　お客様から収集させていただいた個人情報, ご注文情報は本サービスを提供する目的(本の発送, ご注文内容の確認, 問い合わせに対しての回答等)以外には利用することはございません.

　その他, ご不明な点は弊社までご連絡ください.

株式会社 全日本病院出版会　〒113-0033 東京都文京区本郷 3-16-4-7F
電話 03(5689)5989　FAX03(5689)8030　郵便振替口座 00160-9-58753

年　　月　　日

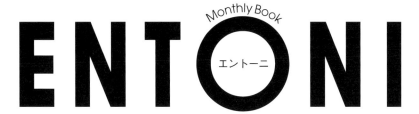

# FAX 専用注文書

「Monthly Book ENTONI」誌のご注文の際は，この FAX 専用注文書もご利用頂けます．また電話でのお申し込みも受け付けております．
毎月確実に入手したい方には年間購読申し込みをお勧めいたします．また各号1冊からの注文もできますので，お気軽にお問い合わせください．

バックナンバー合計
5,000 円以上のご注文
は代金引換発送

―お問い合わせ先―
㈱全日本病院出版会 営業部
電話 03(5689)5989　　FAX 03(5689)8030

☐年間定期購読申し込み　**No.**　　から

☐バックナンバー申し込み

| No. | - | 冊 | No. | - | 冊 | No. | - | 冊 | No. | - | 冊 |
|---|---|---|---|---|---|---|---|---|---|---|---|
| No. | - | 冊 | No. | - | 冊 | No. | - | 冊 | No. | - | 冊 |
| No. | - | 冊 | No. | - | 冊 | No. | - | 冊 | No. | - | 冊 |
| No. | - | 冊 | No. | - | 冊 | No. | - | 冊 | No. | - | 冊 |

☐他誌ご注文

| | 冊 | | 冊 |
|---|---|---|---|

| お名前 | フリガナ ㊞ | 電話番号 |
|---|---|---|
| ご送付先 | 〒　－　　　　　　　☐自宅　　☐お勤め先 | |

領収書　無 ・ 有　（宛名：　　　　　　　　　　　　　　）

FAX 03-5689-8030 全日本病院出版会行

年　　　月　　　日

# 住　所　変　更　届　け

| お 名 前 | フリガナ | |
|---|---|---|
| お客様番号 | | 毎回お送りしています封筒のお名前の右上に印字されております8ケタの番号をご記入下さい。 |
| 新お届け先 | 〒　　　　　　　都 道<br>　　　　　　　　府 県 | |
| 新電話番号 | （　　　　　　） | |
| 変更日付 | 年　　　月　　　日より | 月号より |
| 旧お届け先 | 〒 | |

※ 年間購読を注文されております雑誌・書籍名に✓を付けて下さい。

☐ Monthly Book Orthopaedics （月刊誌）

☐ Monthly Book Derma. （月刊誌）

☐ Monthly Book Medical Rehabilitation （月刊誌）

☐ Monthly Book ENTONI （月刊誌）

☐ PEPARS （月刊誌）

☐ Monthly Book OCULISTA （月刊誌）

# *Monthly Book ENTONI* バックナンバー

通常号⇒ No.278 まで　本体 2,500 円＋税
　　　　　　No.279 以降　本体 2,600 円＋税
※その他のバックナンバー，各目次等
　の詳しい内容は HP
　（www.zenniti.com）をご覧下さい．

| 編集顧問： | 本庄　　巌 | 京都大学名誉教授 |
|---|---|---|
| | 小林　俊光 | 仙塩利府病院<br>耳科手術センター長 |
| 編集主幹： | 曾根三千彦 | 名古屋大学教授 |
| | 香取　幸夫 | 東北大学教授 |

No. 299　編集企画：
　野口佳裕　国際医療福祉大学教授

### Monthly Book ENTONI No.299

2024 年 7 月 15 日発行（毎月 1 回 15 日発行）
定価は表紙に表示してあります.
Printed in Japan

発行者　　末　定　広　光
発行所　　株式会社　全日本病院出版会
〒 113-0033 東京都文京区本郷 3 丁目 16 番 4 号 7 階
　　　電話（03）5689-5989　Fax（03）5689-8030
　　　郵便振替口座 00160-9-58753

印刷・製本　三報社印刷株式会社　　　電話（03）3637-0005
広告取扱店　株式会社文京メディカル　電話（03）3817-8036